中部ろうさい病院オリジナル

いつまでもおいしく食べたい
健康レシピ

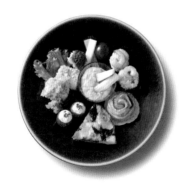

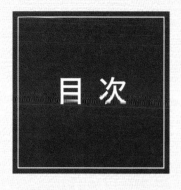

目次

3 気になる糖尿病と食事の関係について

5 食事のバランス

6 バランス食レシピの見方

7 バランス食 おもてなしレシピのすすめ

主食

9 押し寿司

10 天むす風おにぎり

11 鮭と小松菜の混ぜごはん

12 カレーパエリア風

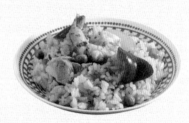

主菜

13 豆腐カツ 玉ねぎソースがけ

14 豆乳茶碗蒸し

15 じゃがいもとほうれん草のキッシュ

16 大根の豚肉巻き

17 豆腐しゅうまい

18 ヘルシーメンチカツ

19 鶏と大葉のごろごろ焼き

20 あじの梅ピカタ

21 鮭の甘酢ソース

22 銀だらのゆず味噌焼き

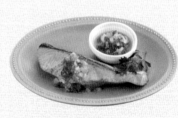

副菜

23 大根の蒸しまんじゅう

24 夏野菜のテリーヌ

25 こんにゃくのおかか炒め煮

26 パプリカのディップ

27 たけのこ豆乳あんかけ

28 揚げなすの煮浸し

29 かぶのマスタード和え／冬瓜のきのこあんかけ

30 プチトマトのツナ詰め／しいたけグラタン

31 蓮根ペペロンチーノ／ごぼうの煮物

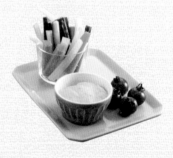

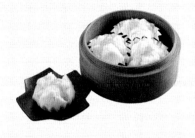

デザート

32	ゆず蒸しパン	
33	アップルパイ	
34	あじさいゼリー	
35	ヘルシー抹茶羊かん	

36　アレンジレシピ　名古屋名物「八丁味噌」はすぐれもの！

37　中部ろうさい病院の病院食

カロリー控えめレシピ

39　カレイのムニエル
40　鶏肉のくわ焼き
41　豚肉のオイスターソース炒め
42　カレーライス
43　豆腐のしそ味噌田楽
44　鰆の七味焼き
45　白身魚のフライ
46　カジキの南蛮揚げ

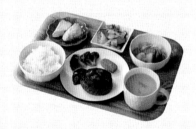

カロリーしっかりレシピ

47　ちゃんぽんうどん
48　鶏と里芋の韓国煮
49　ねばトロサラダ
50　五目チャーハン
51　タンドリーチキン
52　ハンバーグ（デミグラスソース）
53　キーマカレー
54　牛肉ときゅうりのナムル

中部ろうさい病院の取り組み

55　専門性の高い多職種による糖尿病治療を実践
56　充実した教材とプログラムで実施される糖尿病教室
57　減量治療の取り組み「置き換えダイエット（マイクロダイエット）」
58　新しい糖尿病治療の取り組み
59　日常に取り入れたい　＜運動療法＞
60　病院管理栄養士の取り組み
61　「おいしい！」といわれる健康レシピ／巻末のひとこと

シニア世代の糖尿病で
気をつけたいのは糖質？カロリー？

より良い生活習慣が糖尿病治療の要

糖尿病治療は、すべての患者さんに対して食事と運動の見直しから始まり、生活習慣を整える事が根幹になります。生活習慣は、糖尿病患者さんに限らず健康を維持するために重要で、古くは貝原益軒先生の「養生訓」において心身の節制が大切であると述べられています。生活習慣を整えるために私たちは、糖尿病患者さんのお話に耳を傾け、寄り添い、また、必要に応じて薬物治療を行います。ただその結果は、患者さんご自身のやる気に大きく影響されます。ですから糖尿病患者さんは、受け身にならず、ぜひ自ら積極的に、治療に参加いただければと思います。あなたも糖尿病治療チームの一員なのです。

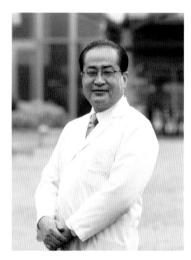

中島英太郎
（中部ろうさい病院　糖尿病・内分泌内科 部長）

目標体重をもとに摂取カロリーを計算

当院の外来糖尿病患者さんの平均年齢は70歳を超えています。肥満傾向の若い人たちには「とにかく痩せましょう」とお話ししますが、シニア世代の食事療法は、少し異なります。実は日本糖尿病学会の治療ガイドラインでは、2020年までシニア世代も若い方も同じ栄養指導を行うことが標準的な治療とされ、一律に身長から算出される標準体重x25〜30kcal/日（軽作業）が指導されていました。これによると身長が低めの方では、指示カロリー量が1200〜1400kcal/日程度と極めて少量になり、低体重からサルコペニア※のリスクともなりかねません。そこで2021年に50年ぶりに見直され、標準体重ではなく目標体重をもとに、目標体重x30〜35kcal/日（軽作業）で計算し、特にシニア世代はやや多めのカロリー摂取が推奨されています。

糖尿病だからと食べられないものはありませんが、患者さんそれぞれに見合ったカロリーをとることが大切です。1日3食規則正しい、過不足のないバランスの良い食生活を心がけるようにしましょう。

※サルコペニア…加齢による筋肉量の減少

糖尿病の予防・治療のために
上手に選んで食事を楽しみましょう

自分の必要としているカロリーを意識してバランス良く食べましょう。

また、糖質が多い食品ほど食後の血糖値が上がりやすくなるため、糖質の量にも気をつけましょう。

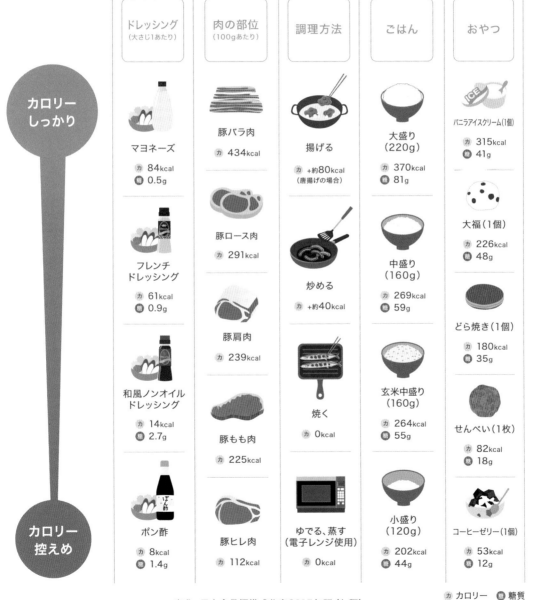

ドレッシング (大さじ1あたり)	肉の部位 (100gあたり)	調理方法	ごはん	おやつ
カロリーしっかり				
マヨネーズ ⑰ 84kcal ⑯ 0.5g	豚バラ肉 ⑰ 434kcal	揚げる ⑰ +約80kcal (唐揚げの場合)	大盛り (220g) ⑰ 370kcal ⑯ 81g	バニラアイスクリーム(1個) ⑰ 315kcal ⑯ 41g
フレンチドレッシング ⑰ 61kcal ⑯ 0.9g	豚ロース肉 ⑰ 291kcal	炒める ⑰ +約40kcal	中盛り (160g) ⑰ 269kcal ⑯ 59g	大福(1個) ⑰ 226kcal ⑯ 48g
和風ノンオイルドレッシング ⑰ 14kcal ⑯ 2.7g	豚肩肉 ⑰ 239kcal	焼く ⑰ 0kcal	玄米中盛り (160g) ⑰ 264kcal ⑯ 55g	どら焼き(1個) ⑰ 180kcal ⑯ 35g
	豚もも肉 ⑰ 225kcal			せんべい(1枚) ⑰ 82kcal ⑯ 18g
ポン酢 ⑰ 8kcal ⑯ 1.4g	豚ヒレ肉 ⑰ 112kcal	ゆでる、蒸す (電子レンジ使用) ⑰ 0kcal	小盛り (120g) ⑰ 202kcal ⑯ 44g	コーヒーゼリー(1個) ⑰ 53kcal ⑯ 12g
カロリー控えめ				

⑰ カロリー　⑯ 糖質

出典:日本食品標準成分表2015年版 (七訂)

シニアにとっての
バランスの良い食事とは？

おいしく楽しく食べていますか。体重は減っていませんか。
シニア世代では肥満よりも痩せすぎの人の方が、死亡率が高くなります。また毎日
同じもの、お気に入りのものばかりを食べ、穀類（米、パン、麺）や菓子類（菓子
パン）が増え糖質に偏る傾向にあります。しかし、どんな食べ物も、私たちが生きる
ために必要な役割をそれぞれに担ってくれています。朝食は菓子パン。昼はうどん。
いつもメニューが決まっていたら少し変えてみませんか。次にシニア世代に不足
しがちな栄養素ごとにポイントをご紹介しましょう。

たんぱく質	**たんぱく質は体の筋肉や血液をつくる役割** 卵は1日1個は食べていますか。卵、肉、魚、大豆、大豆製品、乳製品など、朝から2品、昼にも1品、夕は2品チョイスするようにしましょう。
カルシウム	**筋肉を支える骨、食べ物をかみ砕く歯をつくる役割** 牛乳、乳製品、丸ごと食べられる魚、小松菜などを積極的にとるようにしましょう。
ビタミンD	**カルシウムの吸収を助けてくれる役割** 適度に日光に当たることが大切です。きくらげ、小魚、鮭、きのこ類にも多く含まれています。

たんぱく質やカルシウムは、一度に沢山食べられなければ、間食で牛乳などの
乳製品を積極的にとり入れるなど、工夫してみましょう。調理が大変な方は宅配食
やコンビニ、スーパーなどのお惣菜、冷凍食品、カット野菜、缶詰などを上手に
利用してください。減塩に気をつけている方もいらっしゃるかと思いますが、全体の
味付けが薄いと食欲が低下し食事がすすみません。酢や香辛料、香味野菜などを
利用し、メリハリをつけることも大切です。

参考図書：高齢者の栄養管理パーフェクトガイド.医歯薬出版.2019,135 (4)
第24回・25回日本病態栄養学会年次学術集会：高齢者におけるたんぱく質摂取量をどう考えるか

レシピ1人分のエネルギー量です。

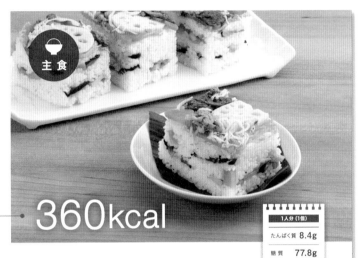

主食

360kcal

1人分 (1個)	
たんぱく質	8.4g
糖質	77.8g
塩分	1.3g

押し寿司

材料 [4個分]

ごはん	米2合分	にんじん	1/2本
寿司酢		菜の花	1/2束
┌ 酢	大さじ2	きゅうり	2/3本
│ マービー(液状)		卵	Lサイズ1個
│	大さじ1と1/2	油	適量
└ 塩	小さじ1/2		

れんこん	4cm	しらす干し	大さじ2
┌ 酢	70ml		
A │ マービー(液状)	小さじ1		
└ 鷹のつめ	1/2本		

干し椎茸	2〜3個
かんぴょう(乾)	20g(市販品2/3本程度)
┌ 水	150ml
B │ マービー(液状)	小さじ2/3
└ 醤油	小さじ2

1 ごはんと寿司酢を混ぜる。

2 れんこんは、3mm幅の輪切りにして茹で、Aに漬ける。

3 水で戻した干し椎茸は薄切りし、かんぴょうは1cmの長さに切る。鍋にBとともに入れ、弱火で汁気がなくなるまで煮る。

4 にんじんは花形に抜き、菜の花と茹で、菜の花は長さ3cmに切る。きゅうりは薄切りにする。

5 フライパンに油を熱し、錦糸卵を作る。

6 ラップを敷いた容器に1の1/3程度を敷き詰め、3の半分を広げ、その上に1の1/3をのせる。再度残りの3を広げ、残りの1を平らに敷き詰め、2、4、5、しらす干しをのせ上から押し、30分ほどなじませ4等分する。

9

レシピ1人分のたんぱく質・糖質・塩分量です。
塩分とは食塩相当量のことです。

本書の表示について

・計量の単位は、小さじ=5ml (cc)、大さじ1=15ml (cc) です。

・調味料は特に表記のない場合は、塩=精製塩、醤油=濃口醤油、酢=穀物酢、油=サラダ油を使用しています。醤油やみそは商品によって塩分が違うため、塩分量によって量を加減してください。

・持病のある方や食事の指導を受けている方は、必ず医師などに相談してください。

バランス食 おもてなしレシピのすすめ

主食（糖質）、主菜（たんぱく質）、副菜（ビタミン・ミネラル・食物繊維など）を組み合わせて食べることで自然とバランスが良く腹持ちの良い健康長寿食になります。

主食（ごはん、パン、麺）から1品、主菜（卵、肉、魚、豆腐料理）から1〜2品、副食（野菜料理）から1〜3品を選んで組み合わせましょう。

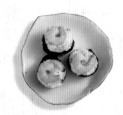 ＋ 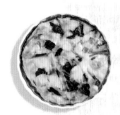 ＋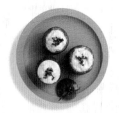

［主 食］
ごはん・パン・麺

［主 菜］
卵・肉・魚・豆腐料理

［副 菜］
野菜料理

近くのスーパー、コンビニで買い物をするときでもこの選び方を購入時の参考になさってください。何種類も作るのは面倒、大変と思う方もいらっしゃるかと思います。市販のお弁当でも主食、主菜、副菜と組み合わさっているものがありますし、お鍋料理のように1品で主菜と副菜が入る料理でもいいですね。

カロリーが気になる方はマービー® など低カロリー甘味料※の使用や、主食の量を調節して、糖質量を減らすことをおすすめします。

※「マービー®」・・・砂糖と同じように使用してもカロリーは約半分ほどに抑えられる還元麦芽糖100%でできており、粉末の他に液状もあります。

> 30点のレシピは、中部ろうさい病院主催の「糖尿病バイキング教室」で実際に提供したメニューです。

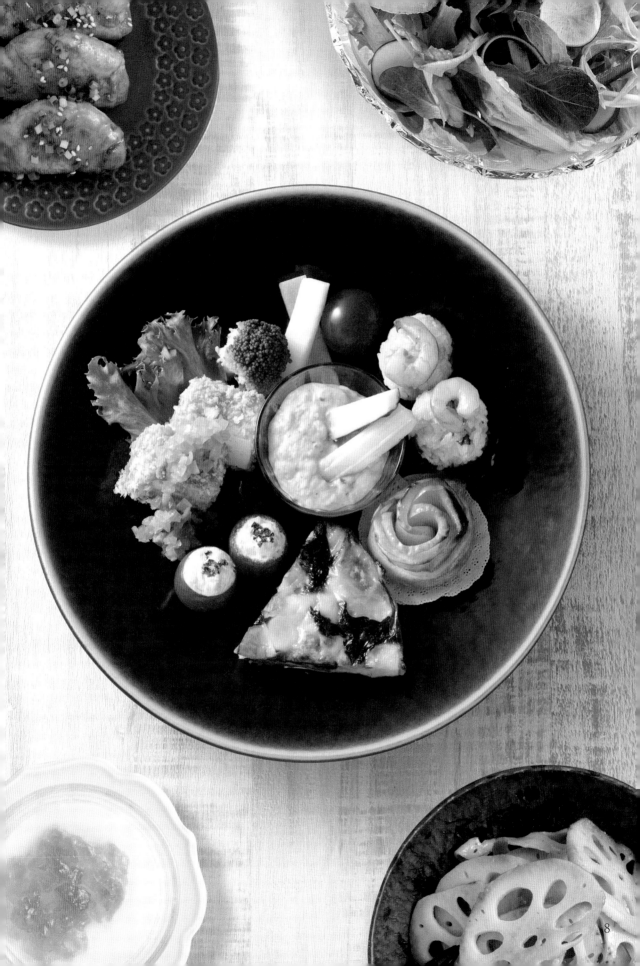

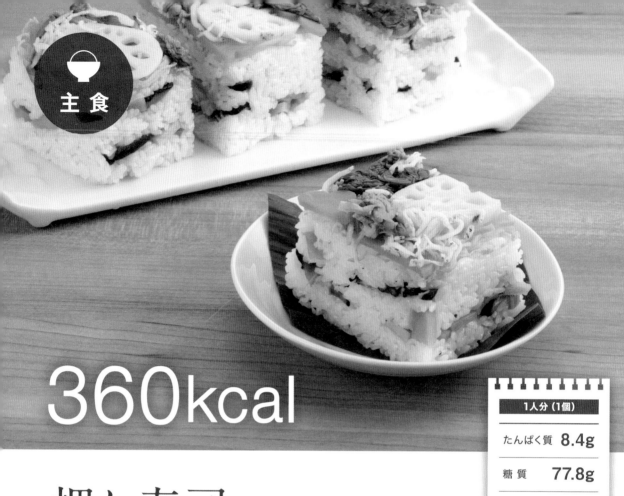

360kcal

押し寿司

1人分（1個）	
たんぱく質	**8.4g**
糖 質	**77.8g**
塩 分	**1.3g**

材料［4個分］

ごはん ……… 米2合分	にんじん ……… 1/2本
寿司酢	菜の花 ……… 1/2束
┌ 酢 ……… 大さじ2	きゅうり ……… 2/3本
│ マービー（液状）	
│ ……… 大さじ1と1/2	卵 ……… Lサイズ1個
└ 塩 ……… 小さじ1/2	油 ……… 適量

れんこん ……… 4cm	しらす干し ……… 大さじ2
┌ 酢 ……… 70ml	
A マービー（液状）‥ 小さじ1	
└ 鷹のつめ ……… 1/2本	

干し椎茸 ……… 2～3個
かんぴょう（乾）… 20g（市販品2/3本程度）
┌ 水 ……… 150ml
B マービー（液状）‥ 小さじ2/3
└ 醤油 ……… 小さじ2

1 ごはんと寿司酢を混ぜる。

2 れんこんは、3mm幅の輪切りにして茹で、Aに漬ける。

3 水で戻した干し椎茸は薄切り、かんぴょうは1cmの長さに切る。鍋にBとともに入れ、弱火で汁気がなくなるまで煮る。

4 にんじんは花形に抜き、菜の花と茹で、菜の花は長さ3cmに切る。きゅうりは薄切りにする。

5 フライパンに油を熱し、錦糸卵を作る。

6 ラップを敷いた容器に1の1/3程度を敷き詰め、3の半分を広げ、その上に1の1/3をのせる。再度残りの3を広げ、残りの1を平らに敷き詰め、2、4、5、しらす干しをのせ上から押し、30分ほどなじませ4等分する。

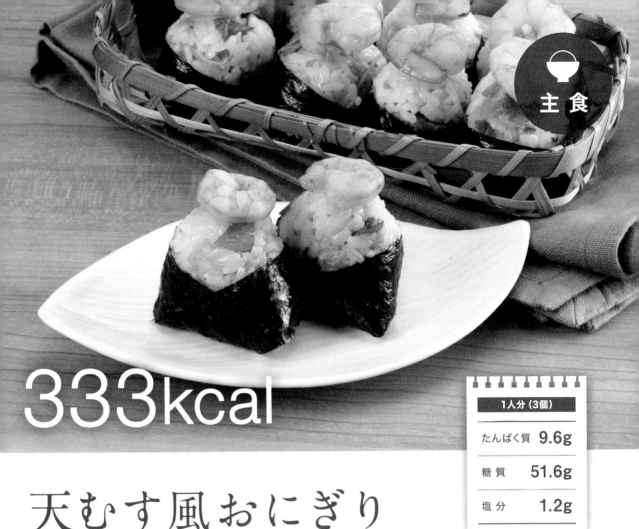

333kcal

1人分（3個）		
たんぱく質		9.6g
糖 質		51.6g
塩 分		1.2g

天むす風おにぎり

材料 [10個分]

ごはん ・・・・・・・・・米1合分
三つ葉・・・・・・・・・・ 1/4束
むきえび（小）・・・・・・ 10個
ごま油 ・・・・ 小さじ2と1/2

A{
醤油 ・・・・・・・・大さじ1
みりん ・・・・・・・大さじ1
酒 ・・・・・・・・・・大さじ1
マービー（液状）
・・・・・・・・・・大さじ1強
}

天かす・・・・・・・・ 大さじ10

1　三つ葉を1cmの長さに切る。

2　フライパンにごま油を熱し、中火でむきえびを炒める。

3　2にAを加え、煮る。えびだけ別の器に取る。
　（※調味料が残っている状態で火を止める）

4　調味料が残っているフライパンに、天かすを加え、天かすに
　調味料を染み込ませる。

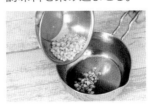

5　ボウルにごはん、天かす、三つ葉を入れ、混ぜる。10等分に
　握り、上にえびをのせる。
　※のりはお好みで巻いてください。

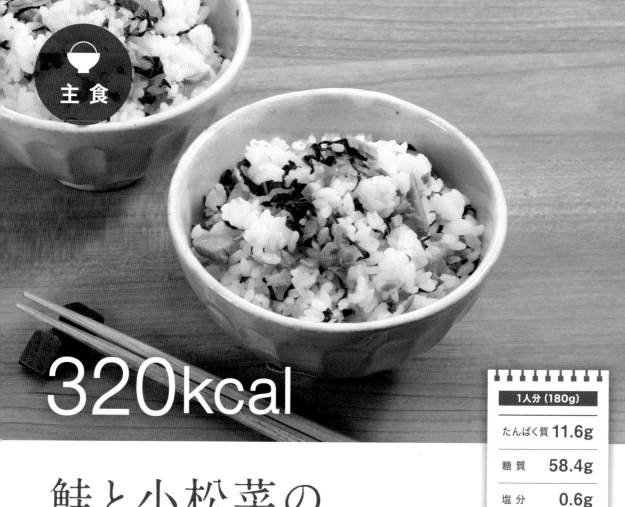

320kcal

1人分 (180g)	
たんぱく質	11.6g
糖 質	58.4g
塩 分	0.6g

鮭と小松菜の混ぜごはん

材料 [4人分]

米 ‥‥‥‥‥‥ 2合
塩 ‥‥‥‥‥‥ 少々

鮭の切り身
‥‥‥‥ 80g×1切れ
A 醤油 ‥‥ 大さじ1/2
　 酒 ‥‥‥ 大さじ1/2

小松菜 ‥‥‥‥‥ 1束
ごま油 ‥‥‥‥ 小さじ1

1　米と塩を一緒に炊いておく。

2　Aで鮭の切り身に下味をつけておき、魚焼きグリルで焼く。粗熱が取れたらほぐす。

3　小松菜を細かく刻んでごま油で炒める。

4　ごはんが炊けたら1と3を加え、混ぜる。

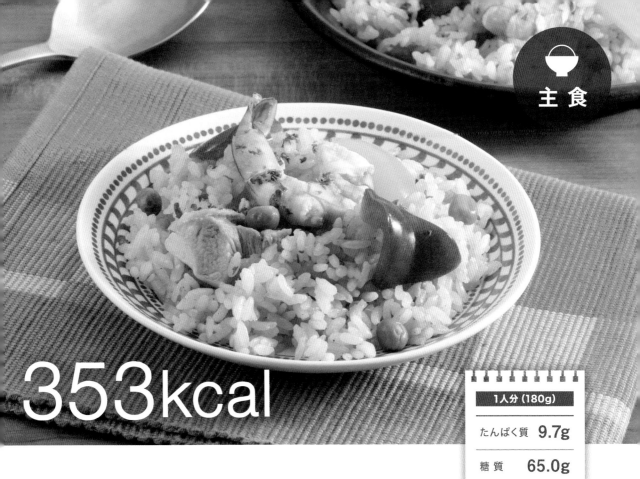

353kcal

1人分 (180g)	
たんぱく質	9.7g
糖 質	65.0g
塩 分	0.7g

カレーパエリア風

材料 [4人分]

米 ‥‥‥‥‥‥‥‥ 2合

A
┌ カレー粉‥‥ 小さじ2/3
│ コンソメ顆粒‥大さじ1と1/3
└ コショウ ‥‥‥‥ 少々

┌ 鶏肉 ‥‥‥‥‥‥40g
│ えび‥‥‥‥ 10g×4尾
│ パプリカ赤・黄‥各1/2個ずつ
│ グリンピース（冷凍）10g
└ 白ワイン ‥‥‥ 50ml
┌ にんにく‥‥‥‥‥1片
│ 玉ねぎ‥‥‥‥ 中1/2個
└ 油 ‥‥‥‥‥‥ 小さじ1
水 ‥‥‥‥‥‥‥‥ 適量
パセリ ‥‥‥‥‥‥ 適量

1 鶏肉は4等分に切り、えびは殻と背ワタを取り、パプリカは乱切りにする。熱したフライパンにグリンピースとともに加え、白ワインを入れ蓋をして蒸し焼きにする。火が通ったら具材と煮汁に分ける。

2 熱したフライパンに油、みじん切りのにんにくを入れ香りが出るまで炒め、みじん切りの玉ねぎを加え透明になるまで炒める。

3 炊飯器に米、1の煮汁、2、Aを加え白米の2合の目盛まで水を注ぎ炊飯する。

4 3が炊き上がったら皿に盛り、1の具材をのせ、パセリをちらす。

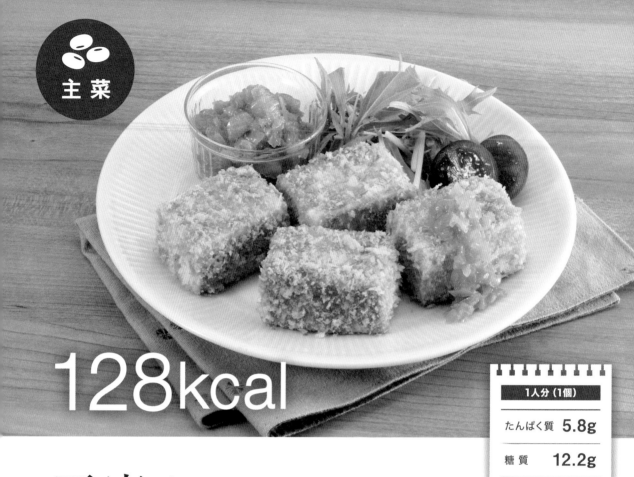

128kcal

1人分（1個）	
たんぱく質	5.8g
糖質	12.2g
塩分	0.7g

豆腐カツ 玉ねぎソースがけ

材料 [4個分]

木綿豆腐‥ 1/2丁（200g）
パン粉‥‥‥‥ 1/2カップ
油 ‥‥‥‥‥‥ 小さじ2
小麦粉 ‥‥‥‥ 大さじ2強
溶き卵‥‥‥‥‥ 1/2個分

〈玉ねぎソース〉
玉ねぎ‥‥‥‥200g（1玉）
油 ‥‥‥‥‥‥‥ 小さじ1

┌ マービー（液状）‥ 小さじ2
A 醤油 ‥‥‥‥‥ 大さじ1
└ 酒 ‥‥‥‥‥‥ 大さじ1
だし汁‥‥‥‥‥ 20ml
水溶き片栗粉‥‥‥‥ 適量

1 フライパンに油を熱し、パン粉をきつね色になるまで炒める。

2 豆腐を4等分に切り分けて水切りをし、キッチンペーパーで水分を取り、小麦粉→溶き卵→**1**の順でまぶす。

3 オーブントースターで8分ほど焼き色がつくまで焼く。

【玉ねぎソースの作り方】

1 玉ねぎをみじん切りにし、油で炒める。

2 Aとだし汁を加え、一煮立ちしたら水溶き片栗粉でとろみをつける。

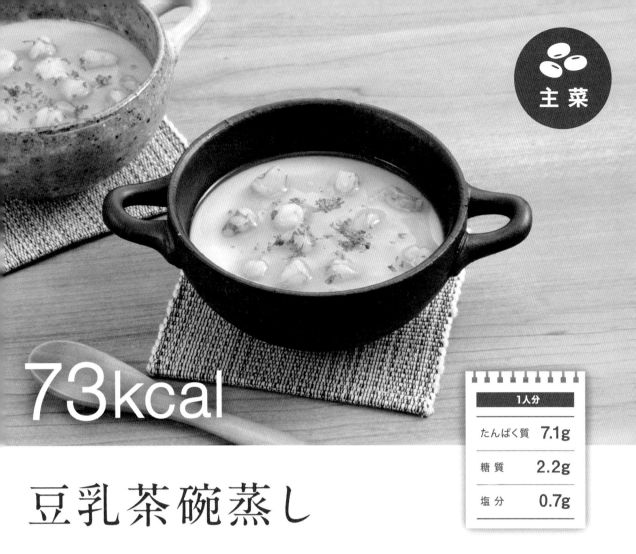

73kcal

1人分	
たんぱく質	7.1g
糖 質	2.2g
塩 分	0.7g

豆乳茶碗蒸し

材料 [4人分]

卵 ・・・・・・・・・・・・・ 2個
A ┌ 豆乳 ・・・・・・・・ 160ml
　├ コンソメ顆粒・・ 小さじ1弱
　└ 水 ・・・・・・・・・・ 20ml

マッシュルームスライス(水煮)
・・・・・・・・・・・・・・・・50g

えび・・・・・・・・ 10g×4尾
B ┌ コンソメ顆粒・・ 小さじ1/3
　└ 水 ・・・・・・・・・・ 100ml

塩 ・・・・・・・・・・・・・ 少々
水溶き片栗粉・・・・・・ 適量
パセリ ・・・・・・・・・・ 適量

1 ボールに卵を割りほぐし、Aを加えて混ぜザルで濾す。

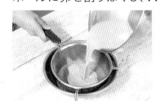

2 小さめの4つの器に1を注ぎ、水気を切ったマッシュルームを入れる。次に蒸気の立った蒸し器に入れ、強火で1分、弱火で10分間蒸す。
（電子レンジの茶碗蒸しモードを使用すると便利）

3 えびは殻と背ワタを取り、粗みじん切りにする。鍋にBとえびを入れ加熱し、塩で味を整え水溶き片栗粉でとろみをつける。

4 2に3をかけパセリをちらす。

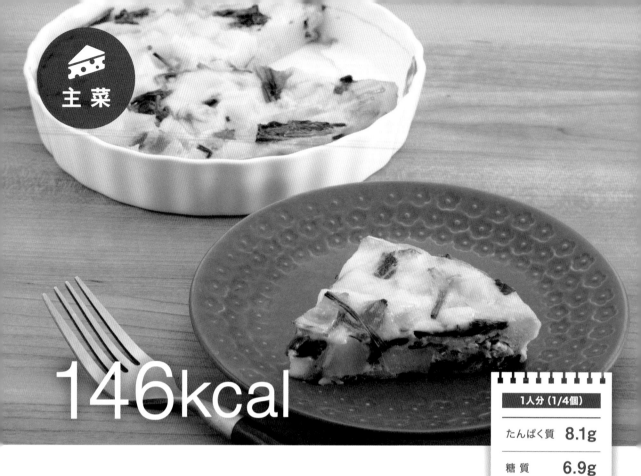

146kcal

1人分 (1/4個)	
たんぱく質	**8.1g**
糖 質	**6.9g**
塩 分	**0.8g**

じゃがいもと ほうれん草のキッシュ

材料 [4人分]

じゃがいも	中1個
ほうれん草	1/4束
ベーコン	4枚

	卵	2個
	牛乳	大さじ2強
A	塩	少々
	コショウ	少々

とろけるタイプのチーズ
.... 2枚

1 じゃがいもは皮をむき1cm角に切り、ラップに包み電子レンジ600Wで3分加熱する。

2 ほうれん草は茹でて水気を切り、長さ3cmに切り、ベーコンは1cm幅に切る。

3 Aを混ぜて卵液を作り、**1**、**2**と合わせる。

4 耐熱皿にクッキングシートを敷き、**3**を入れ、チーズをのせる。190℃のオーブンで20分ほど焼く。

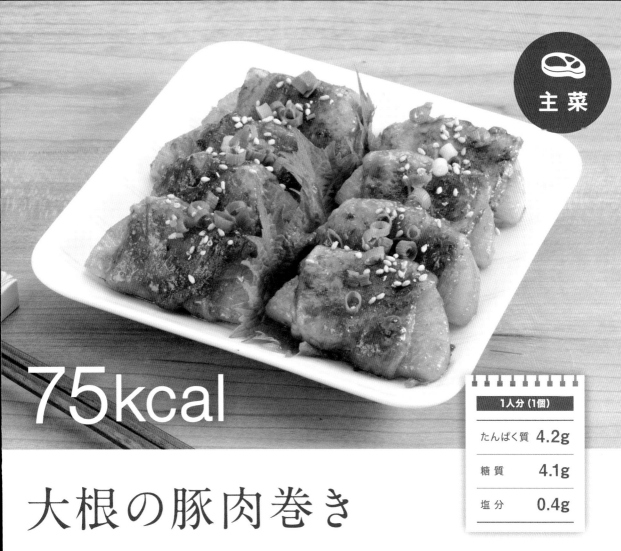

75kcal

1人分（1個）	
たんぱく質	**4.2g**
糖 質	**4.1g**
塩 分	**0.4g**

大根の豚肉巻き

材料 [8個分]

大根 ・・・・・・・・・・・ 240g
豚肉ロース薄切り
　・・・・・・・・・・・ 20g×8枚
小麦粉 ・・・・・・・・ 大さじ1
あさつき ・・・・・・・・・・ 1本
油 ・・・・・・・・・・・・ 大さじ1

A ┌ 醤油 ・・・・・・・・ 大さじ1
　│ みりん ・・・・・・・・ 大さじ1
　│ マービー（液状）・・ 小さじ2
　└ 豆板醤 ・・・・・・・・・ 少々

白ごま ・・・・・・・・・・・・ 1g

1 大根は1cm幅の半月切りにし、軽く茹でて、水気を拭き取る。
大根に豚肉を巻き、小麦粉をふるいかける。あさつきは小口に
切っておく。

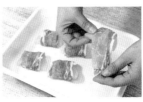

2 フライパンに油を熱し、中火で1の巻き終わりを下にして焼き、
両面に焼き色がつくまで焼く。

3 Aを加え、蓋をして弱火〜中火で裏返しながら煮詰め、煮汁が
なくなったら皿に盛り付け、白ごまをふって、あさつきをちらす。

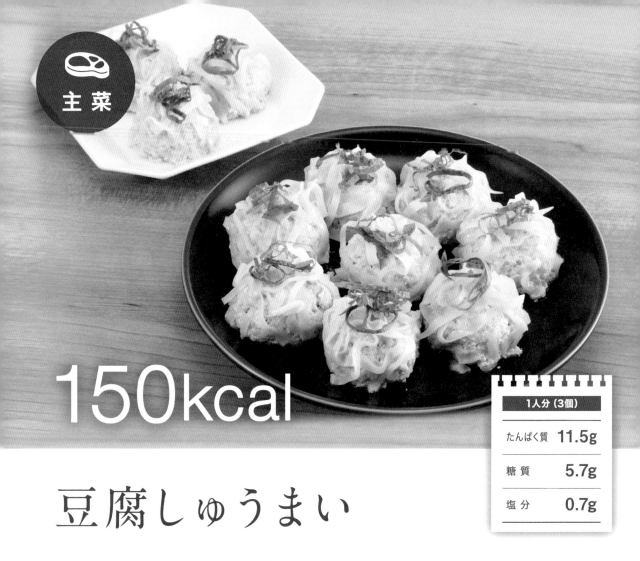

150kcal

1人分（3個）	
たんぱく質	**11.5g**
糖 質	**5.7g**
塩 分	**0.7g**

豆腐しゅうまい

材料［12個分］

玉ねぎ ………	小1/5個
餃子の皮 ………	3枚
大葉 …………	2枚
豚ミンチ ………	140g

A
しょうが汁‥	小さじ1/2
酒 ……	小さじ2と1/2
木綿豆腐‥	1/2丁（200g）
卵 ………	1/2個分
片栗粉 ……	小さじ1

B
酢 ………	大さじ1
醤油 ……	大さじ1

1 玉ねぎはみじん切り、餃子の皮と大葉はそれぞれ5mm幅に切る。

2 豚ミンチ、1の玉ねぎとAを混ぜ合わせ、3cmほどのボール型12個分に丸める。1の餃子の皮をまぶす。

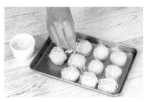

3 耐熱皿にクッキングシートを敷き、2を並べる。ラップをかけ電子レンジ600Wで4分加熱する。出来上がったら大葉をちらす。

4 Bを混ぜ合わせて酢醤油を作る。

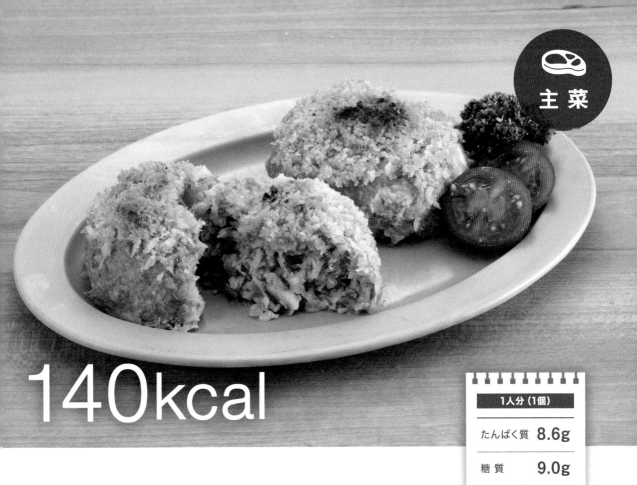

140kcal

ヘルシーメンチカツ

1人分（1個）		
たんぱく質		8.6g
糖 質		9.0g
塩 分		1.0g

材料［4個分］

合いびき肉	140g
塩	小さじ1/4
ナツメグ	少々
キャベツ	1/4玉
玉ねぎ	中1個
A ┌ 酒	大さじ1
└ 醤油	大さじ1
小麦粉	大さじ1
パン粉	大さじ3
油	小さじ1

※卵を使わず、油で揚げない
のでヘルシーです

1 キャベツ、玉ねぎはみじん切りにして塩（分量外）をふって
おく。
合いびき肉に塩、ナツメグをふり、練ったら、みじん切りに
したキャベツと玉ねぎを加え混ぜる。

2 1にAを加えて混ぜ、4等分にし、空気抜きをして丸め、周りに
小麦粉をまぶす。

3 フライパンに油を熱し、パン粉がきつね色になるまで炒める。

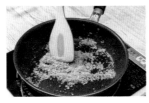

4 2に3をのせて軽くおさえて耐熱皿に並べ、220℃のオーブンで
15分ほど焼く。

18

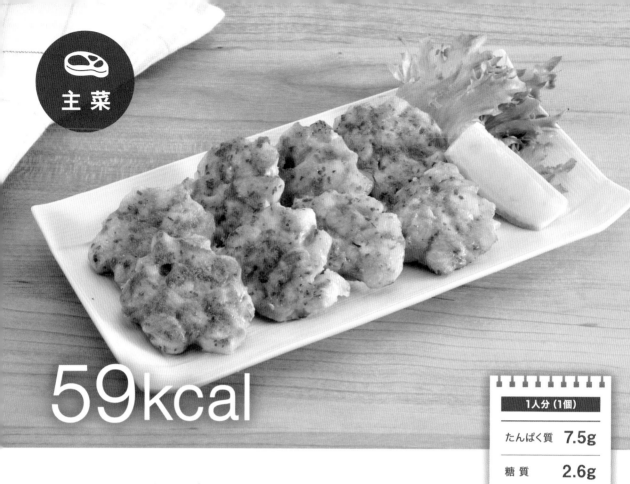

59kcal

1人分（1個）	
たんぱく質	**7.5g**
糖 質	**2.6g**
塩 分	**0.25g**

鶏と大葉の
ごろごろ焼き

材料 [8個分]

鶏むね肉‥‥‥‥‥ 240g
大葉 ‥‥‥‥‥‥ 4枚

┌ 片栗粉‥ 大さじ2と1/2
│ 酒 ‥‥‥‥‥ 大さじ1
A マヨネーズ‥ 大さじ1/2
│ 醤油 ‥‥‥ 小さじ2弱
└ コショウ ‥‥‥‥ 少々

油 ‥‥‥‥‥‥‥ 適量

1 鶏むね肉は皮を取り除き、1cm角に切る。大葉はみじん切りにする。

2 1とAをよく混ぜ合わせる。

3 フライパンに油を熱し、2をスプーンですくって入れ形を整え中火で焼く。焼き色がついたら、裏返し蓋をして中まで火を通す。

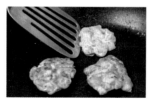

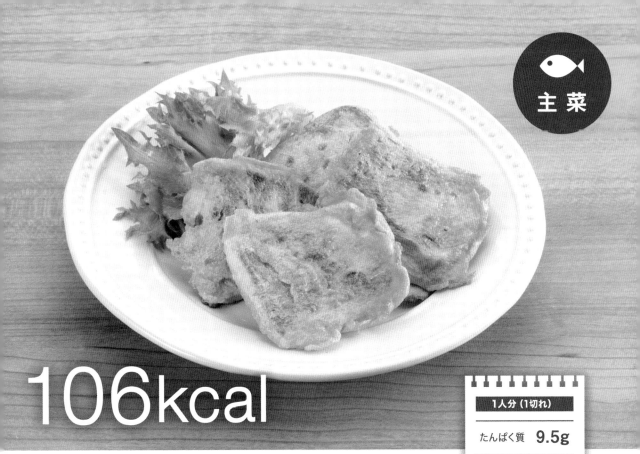

106kcal

<table>
<tr><td colspan="2">1人分 (1切れ)</td></tr>
<tr><td>たんぱく質</td><td>9.5g</td></tr>
<tr><td>糖 質</td><td>4.3g</td></tr>
<tr><td>塩 分</td><td>0.9g</td></tr>
</table>

あじの梅ピカタ

主菜

材料 [4人分]

あじ(3枚おろし)
‥‥‥‥‥ 80g×2切れ
塩 ‥‥‥‥‥‥‥‥ 少々
コショウ ‥‥‥‥‥ 少々
梅干し ‥‥‥‥ 3個(小梅)
小麦粉 ‥‥‥‥‥ 大さじ2
卵 ‥‥‥‥‥‥‥‥ 2個
油 ‥‥‥‥‥‥‥ 大さじ1

1 あじは半分に切って、塩、コショウをする。梅干しは実を細かく刻む。

2 あじに薄く小麦粉をまぶす。

3 卵を割りほぐし、梅干しを混ぜあわせ、あじを入れて、からませる。

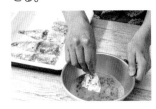

4 フライパンに油を熱し、3を皮目から入れ、両面を色よく焼く。卵液が余っていたら途中でからませながら焼く。

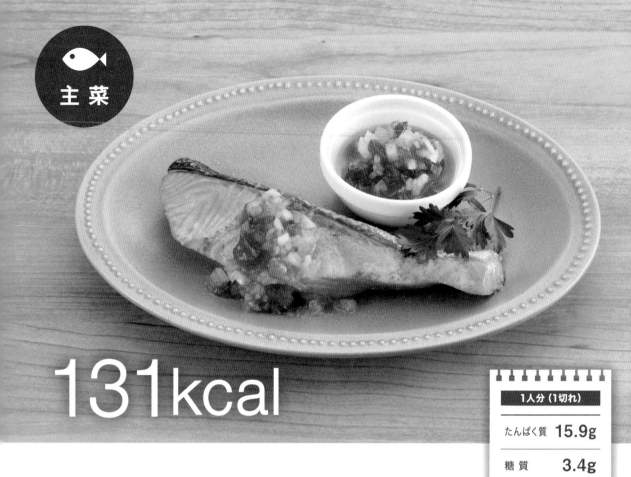

131kcal

1人分 (1切れ)	
たんぱく質	15.9g
糖 質	3.4g
塩 分	1.1g

鮭の甘酢ソース

材料 [4人分]

鮭の切り身‥ 70g×4切れ
塩 ‥‥‥‥‥‥‥ 少々
コショウ ‥‥‥‥‥ 少々

トマト ‥‥‥‥‥ 1/2個
玉ねぎ‥‥‥‥‥ 1/3個
油 ‥‥‥‥‥‥‥ 適量
白ワイン ‥‥‥‥ 大さじ1

A
┌ 油 ‥‥ 小さじ1と1/2
│ 酢 ‥‥‥‥‥ 大さじ3
│ 塩 ‥‥‥‥ 小さじ1/2
│ だし汁 ‥‥‥‥ 20ml
└ マービー(液状)‥ 小さじ1

1 鮭に塩、コショウをし、魚焼きグリルで焼く。

2 1を器に盛り甘酢ソースをかける。

【甘酢ソースの作り方】

1 トマトは角切り、玉ねぎはみじん切りにする。

2 フライパンに油を熱し玉ねぎを炒め、白ワイン、Aの順に加え、沸いたらトマトを加え火を止める。

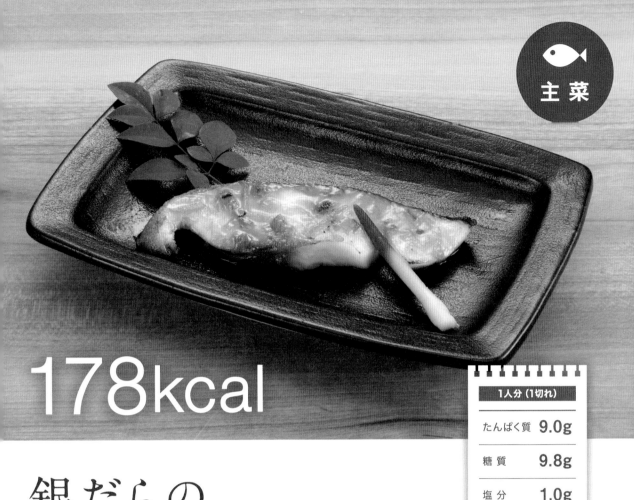

178kcal

1人分（1切れ）	
たんぱく質	**9.0g**
糖質	**9.8g**
塩分	**1.0g**

銀だらの
ゆず味噌焼き

材料 [4人分]

銀だら ・・・・・・・・・・	60g×4切れ
酒 ・・・・・・・・・・・・・・	大さじ1

A	ゆずみそ ・・・・・・	大さじ1と1/2
	白みそ ・・・・・・・・	大さじ1と1/2
	みりん ・・・・・・・・	大さじ1と1/2
	マービー（液状） ・・・・・	大さじ1

1 銀だらに酒をふり、10分置き、キッチンペーパーで水気を
しっかり拭き取る。

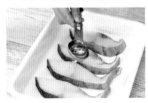

2 混ぜ合わせたAに1を30分漬け込む。

3 みそは焦げやすいので少し落とし、魚焼きグリルで焼き
色がつくまで加熱する。焦げやすいので注意する。

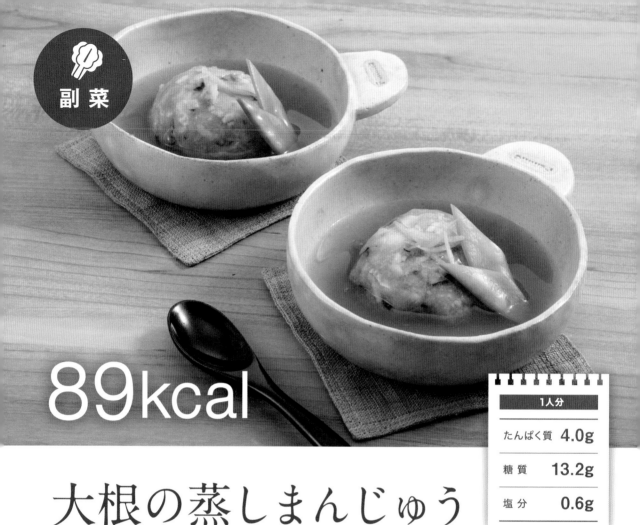

89kcal

大根の蒸しまんじゅう

1人分	
たんぱく質	**4.0g**
糖質	**13.2g**
塩分	**0.6g**

材料 [4人分]

大根 ·········	300g	（あん）	
長芋 ·········	120g	だし汁··1カップ(200ml)	
干し椎茸 ·····	1〜2個	薄口醤油 ····· 小さじ2	
むき枝豆(冷凍) ··	20g	A 醤油 ····· 小さじ1/2	
鶏ひき肉 ·······	40g	みりん ····· 大さじ1	
水 ·········	150ml	おろししょうが·· 少々	
片栗粉 ······	大さじ1	水溶き片栗粉 ···· 適量	

（飾り）
ゆずの皮 ······· お好み
絹さや ······· 4枚程度

1 大根、長芋は皮をむきすりおろす。大根は水気を絞る。干し椎茸は水で戻してみじん切り、むき枝豆は茹でて荒く刻む。

2 鍋に鶏ひき肉、水150mlを入れほぐしてから加熱し、そぼろ状になったらザルにあげ水気を切る。

3 1、2、片栗粉を混ぜ、まとまったら4等分に分け丸める。

4 3を1個ずつラップにのせ、口をタコ糸で縛り耐熱皿にのせ電子レンジ600Wで1〜2分加熱する。

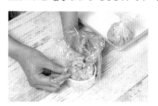

5 鍋でAを加熱し、沸騰したら水溶き片栗粉でとろみをつける。

6 4に5をかけ、千切りにしたゆずの皮、茹でた絹さやをかざる。

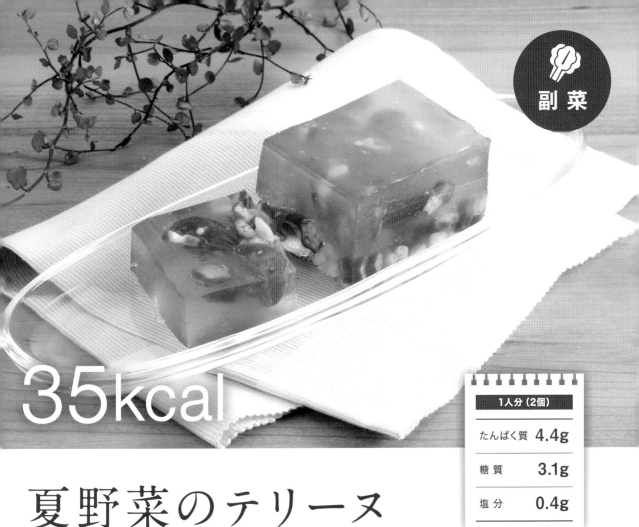

35kcal

夏野菜のテリーヌ

1人分（2個）	
たんぱく質	4.4g
糖 質	3.1g
塩 分	0.4g

材料 [8個分]

プチトマト‥‥‥‥‥4個
オクラ‥‥‥‥‥‥6本
冷凍コーン‥‥‥‥40g
┌ 粉ゼラチン‥大さじ2
└ 水 ‥‥‥‥‥大さじ3

A ┌ コンソメ顆粒‥小さじ1/3
　├ 塩 ‥‥‥‥‥‥少々
　├ コショウ‥‥‥‥少々
　└ 水 ‥‥‥‥‥3カップ

〈ゼラチンの代用品〉
粉寒天やアガー（イナアガー・パールアガー）などがあります。寒天はコンソメスープ100ccに対して1g、アガーはコンソメスープ100ccに対して4〜5gを目安にしましょう。

※粉寒天は固くしっかりした食感のものになります。しっかり加熱しないと固まらないという特徴があります。
作り方の2の時に、調味料とともに粉寒天を入れて、沸騰後5分程度加熱し続けましょう。

※アガーはゼラチンよりも喉越しが良く仕上がります。ダマになりやすいという特徴があります。
作り方の2の後、アガーを振り入れて、泡立て器でしっかり混ぜながら、2〜3分加熱しましょう。

【下準備】

1 プチトマトを湯むきし、2等分にする。

2 オクラを下茹でし、輪切りにする。

3 冷凍コーンを下茹でする。

- -

【作り方】

1 粉ゼラチンを耐熱容器に入れ、水大さじ3を入れ、1分置く。（ゼラチンをふやかす）

2 Aを鍋に入れ、沸騰させる。

3 鍋を火から外し、溶かしたゼラチンを入れかき混ぜる。

4 型に野菜を散りばめ、3を注ぎ、冷蔵庫で1時間冷やす。

5 固まったら、8個分に切り、盛り付ける。

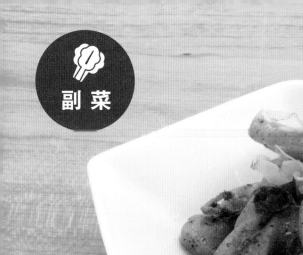

35kcal

1人分	
たんぱく質	1.3g
糖 質	2.3g
塩 分	0.7g

こんにゃくの おかか炒め煮

材料 [4人分]

板こんにゃく
・・・・・・・・・・・ 1枚(300g)
ごま油・・・・・・・・・・ 小さじ2
鷹のつめ・・・・・・・・・・・ 1本
花かつお・・・・・・ 小袋1パック

A ┌ だし汁・・ 1カップ(200ml)
  │ 醤油・・・・・・・・ 大さじ1弱
  │ みりん・・・・・・・ 大さじ1/2
  └ マービー(液状)・・小さじ1/2

1 板こんにゃくは5mm幅に切り、真ん中に切り込みを入れる。片方の端を切り込んだ部分に入れ、3分ほど下茹でする。

【手綱こんにゃくの作り方】

2 鍋にごま油を熱し、小口切りにした鷹のつめ、1を炒め、Aと半量の花かつおを加え、中火で煮詰める。

3 2を器に盛り、残りの花かつおをかける。

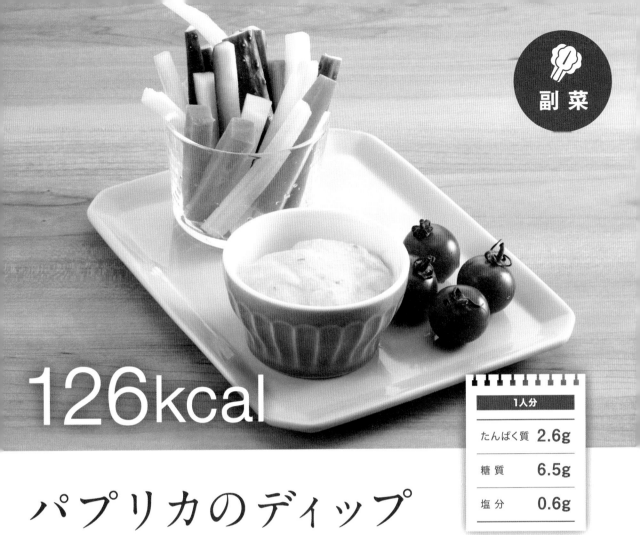

126kcal

パプリカのディップ

1人分	
たんぱく質	**2.6g**
糖 質	**6.5g**
塩 分	**0.6g**

材料［4人分］

パプリカ赤 ‥ 1/5個	〈つけて食べる野菜〉
玉ねぎ ‥‥‥ 1/5個	きゅうり ‥‥‥1本
油 ‥‥‥‥ 大さじ1	にんじん ‥‥ 1/2本
┌ 粉ゼラチン ‥小さじ1	セロリ ‥‥‥‥1本
└ 水 ‥‥‥ 小さじ1	大根 ‥‥‥‥ 1/8本
	プチトマト‥‥‥4個
┌ コンソメ顆粒	
A ‥‥‥‥ 小さじ1	※野菜はお好みで
└ 牛乳 ‥‥ 100ml	
塩 ‥‥‥‥‥ 少々	
コショウ ‥‥‥ 少々	
生クリーム ‥50ml	

1 粉ゼラチンは水にふり入れてふやかす。パプリカ、玉ねぎは薄切りにする。

2 フライパンに油を熱し、玉ねぎを炒め、薄く色づいたらパプリカを加えてしんなりするまで炒め合わせる。

3 Aを加え、弱火で約5分ほど、野菜がやわらかくなるまで煮る。

4 3に1のゼラチンを加え、ゼラチンが溶けたらミキサーにかけ、塩、コショウをする。

5 ボウルに移し水にあてて粗熱をとる。

6 生クリームを八分立てに泡立て、5と混ぜ合わせ、冷蔵庫で冷やす。

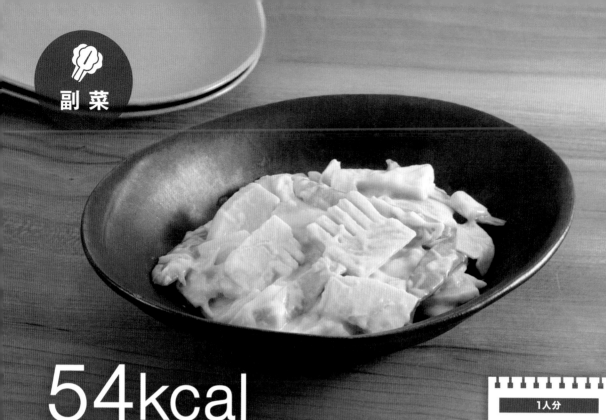

54kcal

1人分	
たんぱく質	**4.1g**
糖 質	**3.4g**
塩 分	**0.3g**

たけのこ豆乳あんかけ

材料 [4人分]

たけのこ (水煮) ・・・ 160g
ポークハム ・・・・・・・・ 1枚
しょうが ・・・・・・・・ 小1片
絹さや ・・・・・・・・・・ 8枚
油 ・・・・・・・・・・・・・・ 適量

┌ 豆乳 ・・・・・・・ 200ml
A 中華だし ・・・・・ 小さじ1
└ コショウ ・・・・・・・ 少々

水溶き片栗粉・・・・・・ 適量

1 たけのこは4cmの薄切りにする。

2 ポークハムは4〜5cmの短冊切りにする。しょうがは千切りにする。

3 絹さやはすじを取り、下茹でする。

4 フライパンに油を熱し、1と2を炒める。

5 4にAと絹さやを加えてひと煮たちさせる。

6 水溶き片栗粉でとろみをつける。

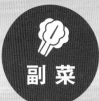

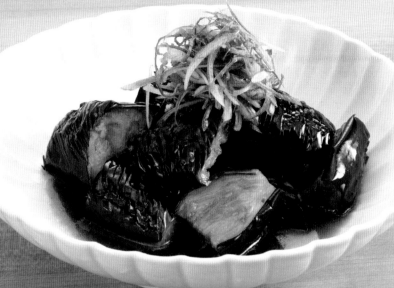

40kcal

揚げなすの煮浸し

材料［4人分］

なす・・・・・・・・・・・・・	中2本
みょうが ・・・・・・・・・	1個
大葉 ・・・・・・・・・・・・	2枚
揚げ油 ・・・・・・・・・・	適量

	だし汁・・・・・・・・	60ml
	醤油 ・・・・・・・・	大さじ1
A	マービー(液状)・・	小さじ1
	おろししょうが・・・・	適量

1 なすを縦半分に切り、皮目に斜めの細かい切り込みを入れ、一口大に切る。

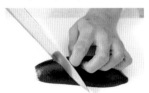

2 みょうがは斜め薄切り、大葉は千切りにしておく。

3 1を揚げる。

4 Aを火にかけ、温まったら火からおろし3を浸す。その後、冷やし、味を染み込ませる。

5 冷えたら器に盛り付け、2をのせる。

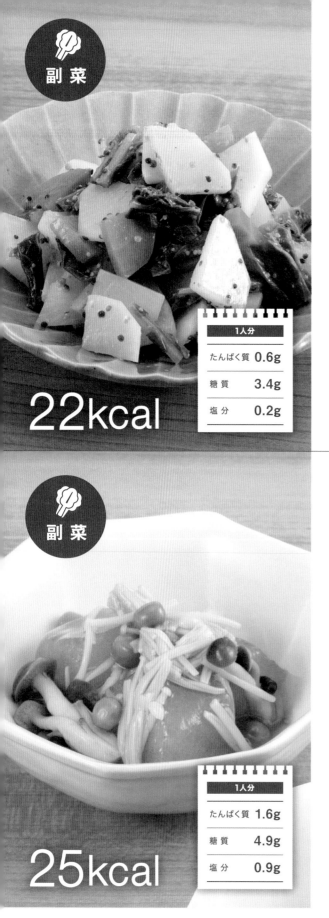

かぶの
マスタード和え

材料 [4人分]

小かぶ‥‥‥‥ 3株		粒入りマスタード
にんじん ‥中1/4本		‥‥‥‥‥ 大さじ1
	A	マービー(液状)‥ 小さじ1
		白ワイン ‥‥ 小さじ2
		醤油 ‥‥小さじ2/3

1 小かぶとにんじんは3mm幅のいちょう切りにする。小かぶの葉は2cmの長さに切る。

2 1を茹で、水気をしっかり切る。

3 Aを耐熱容器で混ぜ合わせ、電子レンジ600Wで1分加熱し2と和える。

1人分	
たんぱく質	0.6g
糖質	3.4g
塩分	0.2g

22kcal

冬瓜の
きのこあんかけ

材料 [4人分]

冬瓜 ‥‥‥ 小1/4		マービー(液状)‥ 小さじ1
しめじ ‥ 1/3パック		白みそ ‥‥‥ 大さじ1
えのき ‥ 1/2パック	A	醤油 ‥‥‥ 小さじ1
グリンピース(冷凍)		だし汁 ‥‥‥ 250ml
‥‥‥‥‥ 適量		

水溶き片栗粉‥‥‥適量

1 冬瓜を1口大に切り、Aでやわらかくなるまで落し蓋をして煮る。

2 しめじとえのきの石づきをとり、えのきは食べやすい長さに切る。

3 冬瓜が柔らかくなったら、しめじとえのきと茹でたグリンピースを加え、水溶き片栗粉でとろみをつける。

1人分	
たんぱく質	1.6g
糖質	4.9g
塩分	0.9g

25kcal

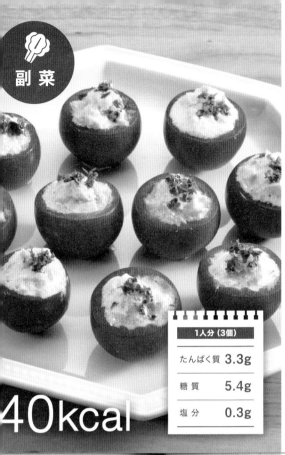

プチトマトの
ツナ詰め

材料 [4人分]

プチトマト・・・大12個	┌ マヨネーズ
玉ねぎ・・・・・ 1/10個	┃ ・・・ 大さじ1と2/3
ツナ缶・・1/2缶(70g)	A 醤油 ・・・・・・・ 少々
パセリ ・・・・・・・・適量	┃ レモン汁・・2〜3滴
	└ コショウ ・・・・・少々

1 プチトマトのヘタを取り、小さいスプーンで中の種をくり抜く。玉ねぎはみじん切りにする。

2 みじん切りにした玉ねぎとツナ缶とAを合わせる。

3 プチトマトの中に2を詰める。上からパセリをかざる。

1人分 (3個)

たんぱく質	3.3g
糖 質	5.4g
塩 分	0.3g

40kcal

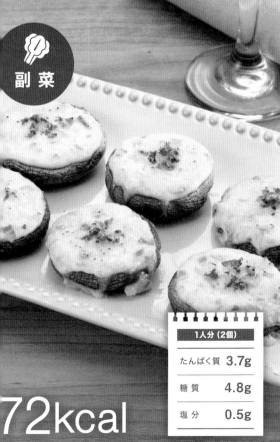

しいたけグラタン

材料 [4人分]

生椎茸 ・・・・・・ 中8個	牛乳 ・・・・・・・160ml
ベーコン ・・・・・・ 2枚	粉チーズ・・ 小さじ1/2
玉ねぎ・・・・・・・1/4個	パセリ ・・・・・・・・適量
油 ・・・・・・・・・・・適量	
クリームシチューの素(顆粒のもの)・・・大さじ1	

1 生椎茸はよく洗い、石づきを取る。

2 ベーコンと玉ねぎをみじん切りにする。

3 フライパンに油を熱し、2を炒め、牛乳を加え煮立ったら、一旦火を消し、クリームシチューの素を加え、とろみがつくまで再加熱する。

4 生椎茸が器になるように3を入れる。

5 粉チーズをふりかけ、オーブントースターで焼き目がつくまで10分ほど焼く。焼けたらパセリをふり完成。

1人分 (2個)

たんぱく質	3.7g
糖 質	4.8g
塩 分	0.5g

72kcal

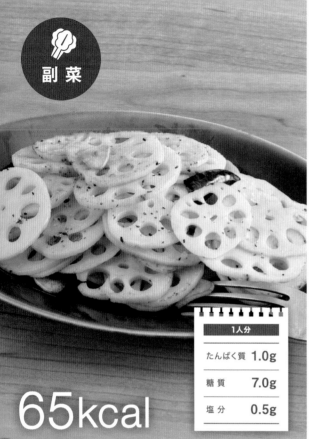

蓮根ペペロンチーノ

材料［4人分］

蓮根 ‥ 2節（200g）	白ワイン ‥‥ 大さじ1
にんにく ‥‥‥1/2片	塩 ‥‥‥‥‥‥少々
鷹のつめ‥‥‥‥ 1本	コショウ ‥‥‥少々
オリーブオイル‥ 大さじ1	

1　蓮根は2〜3mmの輪切りにしておく。大きければ半月切りにする。にんにくは薄切りにしておく。

2　フライパンにオリーブオイルとにんにく、鷹のつめを入れて弱火にかける。香りが立ったら中火にして、蓮根を加えてしんなりするまで炒める。

3　白ワインを加えて炒め、水気が少なくなったら塩、コショウで味を整える。

1人分	
たんぱく質	1.0g
糖質	7.0g
塩分	0.5g

65kcal

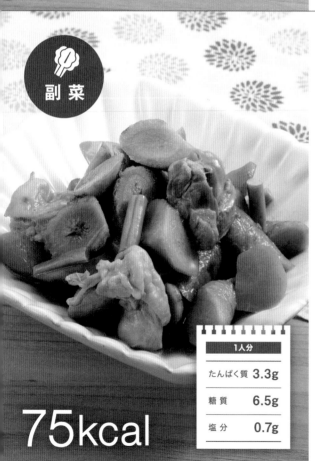

ごぼうの煮物

材料［4人分］

ごぼう ‥‥‥‥‥‥‥‥‥ 2/3本（240g）
にんじん ‥‥‥‥‥‥‥‥ 小1/4本（40g）
鶏もも肉 ‥‥‥‥‥‥‥‥‥‥‥‥40g
いんげん ‥‥‥‥‥‥‥‥‥‥‥‥ 2本
マービー（液状）‥‥‥‥‥‥‥‥小さじ1
醤油 ‥‥‥‥‥‥‥‥‥‥‥‥‥大さじ1
だし汁 ‥‥‥‥‥‥‥‥‥‥‥‥120ml

1　ごぼうとにんじんは皮をむき、乱切りにする。鶏もも肉は一口大に切る。いんげんは長さ2cmに切り、茹でる。

2　鍋にマービー、醤油、だし汁を入れごぼう、にんじん、鶏もも肉を加え中火で煮込む。

3　お皿に盛り付けたらいんげんをかざって完成。

1人分	
たんぱく質	3.3g
糖質	6.5g
塩分	0.7g

75kcal

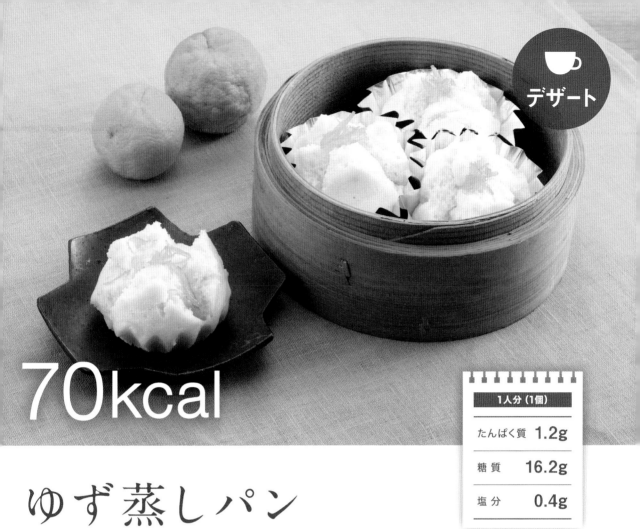

70kcal

1人分（1個）	
たんぱく質	**1.2g**
糖 質	**16.2g**
塩 分	**0.4g**

ゆず蒸しパン

材料 ［4個分］

ゆず‥‥‥‥ 25g（1個）

A ┌ 水 ‥‥‥‥‥‥ 40ml
  │ マービー（液状）
  └ ‥‥‥‥大さじ2と1/2

B ┌ ホットケーキミックス‥60g
  │ ベーキングパウダー
  │ ‥‥‥‥‥‥ 小さじ1/3
  └ 牛乳 ‥‥‥‥‥ 40ml

1 ゆずは皮をむき、皮の白い部分を取り除き千切りにする。
ゆずの果肉は絞っておく。

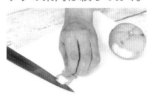

2 1のゆずの皮をAで煮詰める。

3 Bを混ぜ合わせ、そこに1で絞ったゆずの果汁を入れる。

4 2が冷めたら上にトッピングする分を残して3に加える。

5 4をアルミカップに流し入れて蒸し器で15分ほど蒸す。

6 蒸し上がったら4で残しておいたゆずの皮をトッピングする。

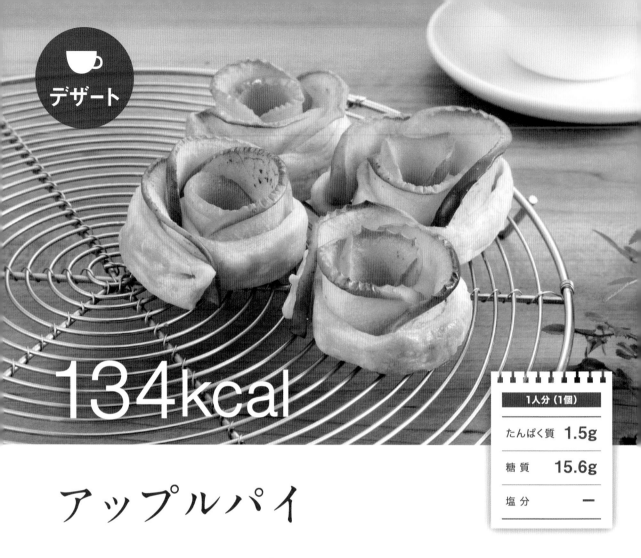

134kcal

1人分 (1個)	
たんぱく質	**1.5g**
糖 質	**15.6g**
塩 分	**—**

アップルパイ

材料 [4人分]

りんご ‥‥‥‥‥‥ 1個
マービー（液状）‥ 大さじ1
冷凍パイシート（16×15cm）
‥‥‥‥‥ 1枚（100g）
卵黄液 ‥‥‥‥‥ 少々
パスタ ‥‥‥‥‥ 2本

1 りんごは4等分にしてさらに2mmの薄さに切る。耐熱容器に移してマービーをかけて電子レンジ500Wで3分加熱する。

2 冷凍パイシートは4cm×15cmの4等分に切り、麺棒で4cmの幅を6cmにのばす。

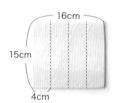

3 2に卵黄液を塗り、1を半分ずつ重なるように乗せる。それを巻いてパスタで留める。

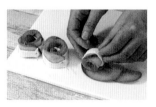

4 210℃のオーブンで17分ほど焼く。焼けたらパスタを抜く。

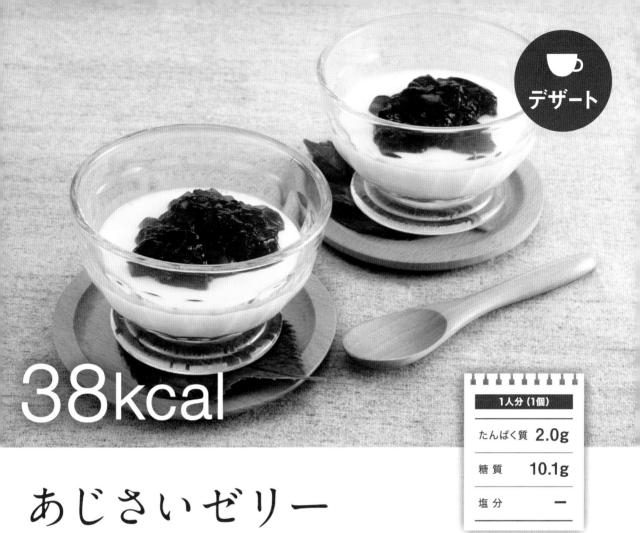

38kcal

デザート

1人分（1個）	
たんぱく質	**2.0g**
糖 質	**10.1g**
塩 分	—

あじさいゼリー

材料［4人分］

〈下層（杏仁豆腐）〉
A ┌ 牛乳 ‥‥‥‥‥ 200ml
　├ マービー（液状）‥ 小さじ1
　└ アーモンドエッセンス ‥‥ 少々
粉ゼラチン‥ 小さじ2/3（2g）

〈上層（お酢ゼリー）〉
B ┌ ブルーベリー黒酢‥‥40cc
　├ マービージャム‥‥ 大さじ1
　└ 水 ‥‥‥‥‥‥ 40cc
粉ゼラチン ‥‥‥ 小さじ1/4

1 鍋にAを入れて火にかけ、焦げないように混ぜる。粉ゼラチンを加えてよく溶かしたら盛り付け用の器に流し入れて冷蔵庫で冷やし固めて、杏仁豆腐を作る。

2 鍋にBを入れて火にかける。ゼラチンを加えてよく溶かし、バットに移して冷やし固めて、お酢ゼリーを作る。

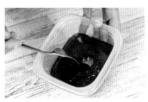

3 1と2が固まったら、2をフォークでくだき1の上にかける。

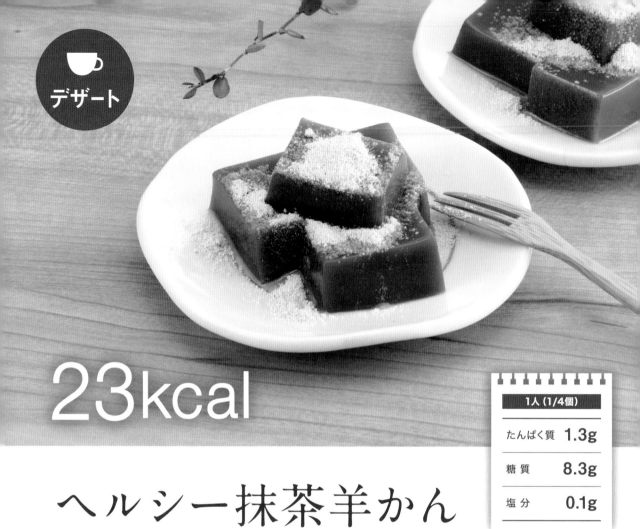

デザート

23kcal

1人（1/4個）	
たんぱく質	**1.3g**
糖質	**8.3g**
塩分	**0.1g**

ヘルシー抹茶羊かん

材料 [4人分]

```
┌ きな粉 ……… 大さじ1と1/2
A マービー（液状）…… 大さじ1
└ 塩 ……………… 少々

┌ イナアガー … 小さじ1と1/2
B マービー（液状）…… 大さじ1
└ 粉末抹茶 ……… 小さじ2

水 …………… 350ml
```

1 Aを混ぜておく。

2 Bを鍋に入れ混ぜ、水を少しずつ加えて溶かす。

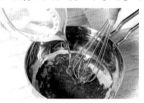

3 2を中火にかけ、沸騰したら1分ほどさらに加熱する。

4 3を容器（10×10cmの型）に流し冷やす。

5 食べやすい大きさに切り分け、皿に盛り1をふりかける。

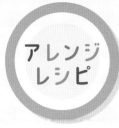

名古屋名物「八丁味噌」はすぐれもの！
メラノイジンの健康効果とは。

「蒸す」「長期間熟成」の豆味噌だから体にいい成分がたっぷり

名古屋と言えば八丁味噌。みそカツ、みそ煮込みうどんなどの、名古屋めしにはかかせない調味料です。八丁味噌の栄養素の中でも注目すべきなのが「メラノイジン」。大豆を蒸し、長く熟成させることで豊富に含まれるメラノイジンが流出しにくくなります。

メラノイジンは高い抗酸化作用を持ち、老化の原因といわれる活性酸素を除去する働きの他に、糖の吸収スピードを押さえて血糖値の上昇を緩やかにする、血液循環を良くして体を温めたり、脂肪を燃えやすくする、コレステロール値を下げるなどの効果があります。

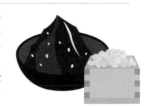

愛知県は男性・女性ともに健康長寿県

岡崎市

八丁味噌の生まれ故郷は、愛知県岡崎市「八帖町」。古くは「八丁村」と呼ばれたことから八丁味噌と名付けられました。

愛知県は都道府県別の健康寿命※で男性は3位、女性は1位と上位にランクインしています。

体を支えるのは食生活。そして愛知県では毎日の食卓を八丁味噌が支えているのだとしたら…。八丁味噌のパワーに注目したいものです。

※2016年 都道府県別の健康寿命（厚生労働省）

みそカツ丼

1人分	エネルギー 631kcal	たんぱく質 19.2g	糖質 82.4g	塩分 1.5g

材料[1人分]

ごはん	180g
豚ロース	50g
小麦粉	5g
溶き卵	1/2個分
パン粉	3g
油	適量
キャベツ	50g

A	八丁味噌	7g
	マービー（液状）	
	小さじ1	
	和風だし	小さじ1
	ケチャップ	少々

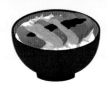

1 小麦粉、溶き卵の順に豚ロースをくぐらせ、パン粉の上に置きパン粉をかぶせ、上から少し強めに押さえつける。

2 180℃の油できつね色になるまで揚げる。

3 キャベツは千切りにし、少しシャキシャキ感を残すように、さっと湯かけする。

4 Aを混ぜ火にかけてマービーが溶けたら、みそソースは完成。冷まして使用する。

5 ごはん、キャベツ、カツ、みそソースの順番で盛り付ける。

ワンポイントアドバイス 揚げすぎると衣が硬くなるので注意！

'安心・安全でおいしい食事'をモットーにした
中部ろうさい病院の病院食

■ 患者さんに喜んでいただける工夫のいろいろ

「絶対出すな食中毒、やる気、守る気、続ける気。ピカピカの厨房に事故はなし」「おいしい料理は愛情と工夫から」を合言葉に、HACCP[1]の考え方に基づいた衛生管理を取り入れ、安心・安全でおいしい食事の提供に取り組んでいます。

食事の種類は約115種類。1ヶ月半の間は同じメニューが出てくることはありません。お膳にはお皿が5つ並び、毎月、季節を感じていただけるように行事食を取り入れています。

糖尿病食では、糖質を55％に抑え、血糖値が上がりにくい甘味料を使用したデザートを手作りしています。当院には「きざみ食」はありません。黒田留美子[2]先生に師事し「高齢者ソフト食」を取り入れた嚥下調整食（噛む・飲み込み力が弱い方用）は、お膳の中で、多彩な食感を組み合わせることで、常食よりもおいしいと喜ばれ、2022年3月の院内食事調査総合評価では、100点満点中85点の評価をいただきました。

※1 HACCP
　　事業者自らが食品を取り扱う工程中でどこが・何が危ないか把握し、特に重要な工程を決め、その工程を集中管理する、国際的に認められている衛生管理の方法です。

※2 黒田留美子
　　「黒田留美子式／高齢者ソフト食」を考察・提唱。
　　2003年医療における食文化に貢献した人に贈られる「第1回杉田玄白賞」受賞。

■ 当院が「名古屋市食品衛生自主管理認定」施設に！

当院の患者給食調理場が、食の安全の確保に関して優れた取り組みを自ら行っている施設として認定されました。詳しくは、下記のURLよりご覧ください。

https://www.city.nagoya.jp/kenkofukushi/page/0000100946.html
（外部リンク：なごや食の安全・安心情報ホームページ）

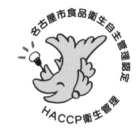

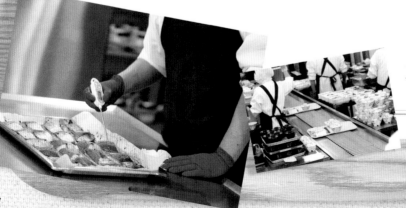

より速く、より正確に食事をお届けするために、ベルトコンベアを使用した配膳システムです。

■ シニア世代のあなたにおすすめなのはカロリーしっかり派？それとも控えめ派？

BMI※1（標準体重）・ふくらはぎの周囲の長さを「指輪っか」テスト※2で確認してみましょう。

● BMI24.9未満または「指輪っか」で囲める ⇒ 　**しっかり派**　1食の総カロリー700kcal以上

● BMI25以上 ＝＝＝＝＝＝＝＝＝＝＝⟹ 　**控えめ派**　1食の総カロリー600kcal程度

※1 BMI…体重（kg）÷身長（m）÷身長（m）　ex. 体重68kg 身長170cm→68÷1.7÷1.7

※2「指輪っかテスト」とは、自分の指を使って簡易的に筋肉量を測るテストです。

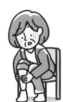

❶両手の親指と
人差し指で輪を作る

❷利き足ではない方の
ふくらはぎの一番
太い部分に当てる

病院食レシピの見方

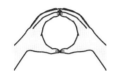

**必要なカロリーに
応じた1食分の
献立組み合わせ。**

レシピを紹介。

**上記写真の
献立1食分の
栄養価です。**

**栄養価チャートは、日
本人の食事摂取基準
（2020年版）をもと
に算出した※1食あた
りの充足率です。**

※中部ろうさい病院入院患
者の荷重平均栄養所要量

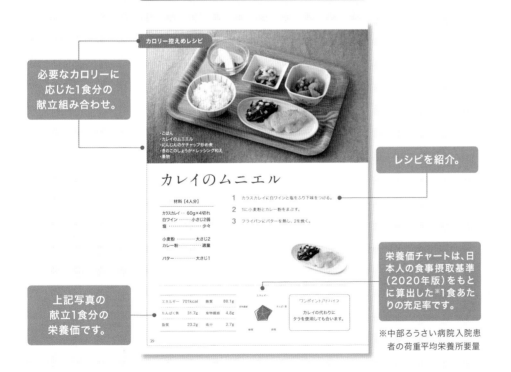

カロリー控えめレシピ

・ごはん
・カレイのムニエル
・にんじんのケチャップ炒めの素
・きのこのしょうがドレッシング和え
・果物

カレイのムニエル

材料【4人分】

カラスカレイ … 60g×4切れ
白ワイン …… 小さじ2個
塩 ………… 少々

小麦粉 ……… 大さじ2
カレー粉 …… 適量

バター ……… 大さじ1

1　カラスカレイに白ワインと塩をふり下味をつける。

2　1に小麦粉とカレー粉をまぶす。

3　フライパンにバターを熱し、2を焼く。

エネルギー	701kcal	糖質	88.1g
たんぱく質	31.7g	食物繊維	4.8g
脂質	23.2g	塩分	2.7g

ワンポイントアドバイス
カレイの代わりに
タラを使用しても合います。

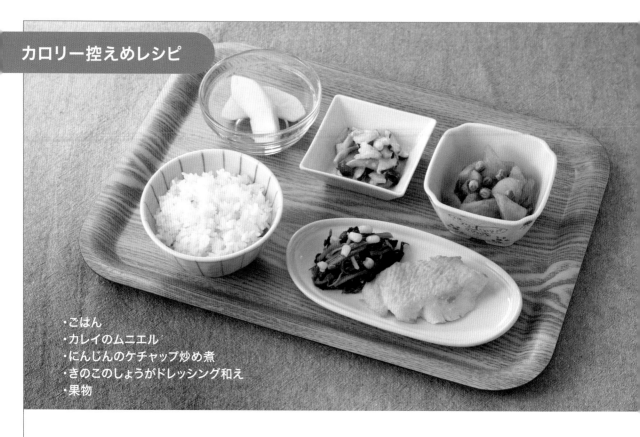

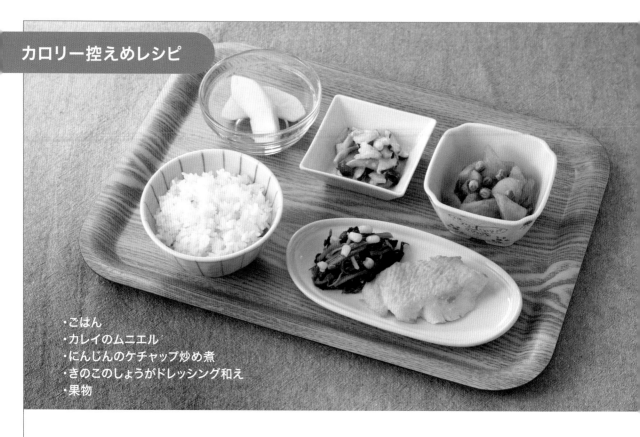

- ごはん
- カレイのムニエル
- にんじんのケチャップ炒め煮
- きのこのしょうがドレッシング和え
- 果物

カレイのムニエル

材料［4人分］

カラスカレイ‥ 60g×4切れ
白ワイン ‥‥‥ 小さじ2弱
塩 ‥‥‥‥‥‥ 少々

小麦粉 ‥‥‥‥ 大さじ2
カレー粉‥‥‥‥ 適量

バター‥‥‥‥ 大さじ1

1 カラスカレイに白ワインと塩をふり下味をつける。

2 1に小麦粉とカレー粉をまぶす。

3 フライパンにバターを熱し、2を焼く。

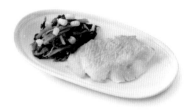

エネルギー	701kcal	糖質	88.1g
たんぱく質	31.7g	食物繊維	4.8g
脂質	23.2g	塩分	2.7g

エネルギー
食物繊維
たんぱく質
糖質
脂質

ワンポイントアドバイス

カレイの代わりに
タラを使用しても合います。

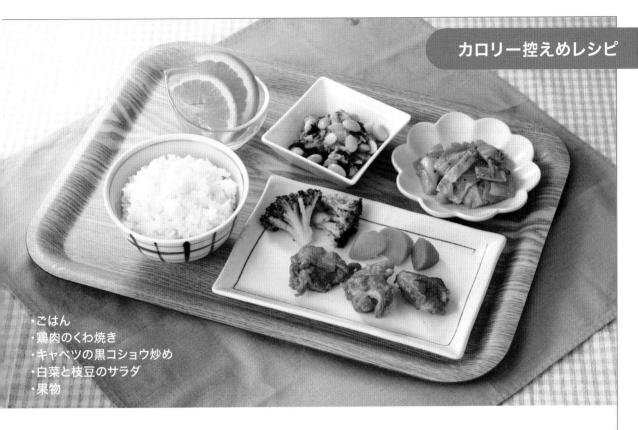

・ごはん
・鶏肉のくわ焼き
・キャベツの黒コショウ炒め
・白菜と枝豆のサラダ
・果物

鶏肉のくわ焼き

材料 [4人分]

鶏もも肉 ········ 240g
小麦粉 ······· 大さじ1弱

A
┌ 酒 ········ 小さじ2弱
│ おろししょうが(チューブ)
│ ·············· 2cm
│ 醤油 ······ 大さじ2弱
│ みりん ······ 小さじ1強
└ 上白糖 ····· 大さじ1弱
油 ·········· 大さじ1

1 Aを合わせて火にかけ、ひと煮立ちさせる。

2 鶏もも肉は12個に切り、小麦粉をまぶす。

3 フライパンに油を熱し、鶏もも肉を焼く。

4 焼き上がったら、1をからめる。

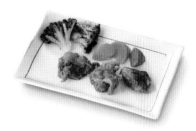

エネルギー	687kcal	糖質	86.6g
たんぱく質	24.5g	食物繊維	4.5g
脂質	25.7g	塩分	2.5g

エネルギー
食物繊維
たんぱく質
糖質
脂質

ワンポイントアドバイス

肉に小麦粉をまぶすことで
少ないタレでもよくからみ、
おいしくなります。

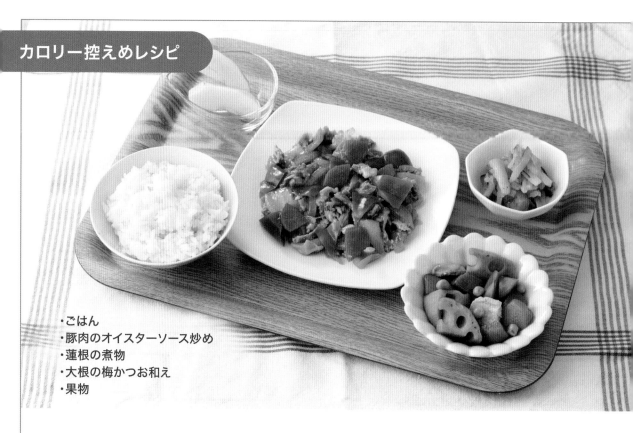

- ごはん
- 豚肉のオイスターソース炒め
- 蓮根の煮物
- 大根の梅かつお和え
- 果物

豚肉のオイスターソース炒め

材料 [4人分]

豚肉細切れ ‥‥‥‥‥200g 酒 ‥小さじ1強	オイスターソース‥大さじ1 A 中華だし‥ 小さじ2/3 醤油 ‥‥‥‥大さじ1
白菜‥‥‥ 大2枚	
玉ねぎ‥‥‥1/2個	ごま油‥‥‥‥‥‥適量
にんじん‥‥1/3本	
ピーマン‥‥‥3個	
油‥‥‥‥‥‥適量	

1 豚肉細切れに酒をふる。

2 白菜は3cmのざく切り、玉ねぎは縦半分に切り薄切り、にんじんはいちょう切り、ピーマンは乱切りにする。

3 フライパンに油を熱し、豚肉細切れ→玉ねぎ、にんじん→白菜、ピーマンの順に入れて炒める。

4 火が通ったら、Aで味付けをし、ごま油をふる。

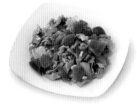

エネルギー	662kcal	糖質	88.8g
たんぱく質	25.7g	食物繊維	5.7g
脂質	20.9g	塩分	3.1g

エネルギー
食物繊維
たんぱく質
糖質
脂質

ワンポイントアドバイス

オイスターソースを加える
ことで旨味がUP。
鶏肉でも牛肉でもOKです。

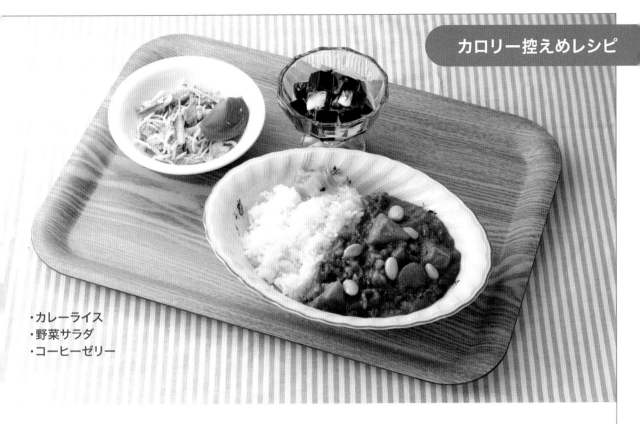

・カレーライス
・野菜サラダ
・コーヒーゼリー

カレーライス

材料［4人分］

ごはん ‥‥ 米2合分	水 ‥‥‥‥‥‥ 400ml
	市販のカレールー‥ 80g
豚肉 ‥‥‥‥ 120g	おろしにんにく(チューブ)‥ 2cm
じゃがいも‥ 大1/2個	A 赤ワイン ‥‥‥‥ 小さじ2
なす‥‥‥‥‥‥ 1本	ウスターソース‥ 小さじ2/3
にんじん ‥‥‥ 1/2本	ケチャップ ‥‥‥ 小さじ1
玉ねぎ‥‥‥‥‥ 1個	
油 ‥‥‥‥‥‥ 適量	バター‥‥‥‥‥‥ 大さじ1
	むき枝豆(冷凍) ‥‥‥ 20g

1 じゃがいも、なす、にんじんは乱切り、玉ねぎは薄切りにする。

2 フライパンに油を熱し、豚肉と野菜を炒めて、Aを加えて煮込み、バターを入れる。

3 皿にごはんを盛り、**2**をかけて、茹でたむき枝豆をちらす。

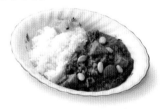

エネルギー	709kcal	糖質	103.6g
たんぱく質	25.6g	食物繊維	4.5g
脂質	24.9g	塩分	2.7g

エネルギー

食物繊維

たんぱく質

糖質

脂質

ワンポイントアドバイス

玉ねぎはみじん切りにして
じっくり炒めるとコクがUPします。
当院では隠し味に粉末コーヒー
小さじ1杯を湯で溶いて入れます。

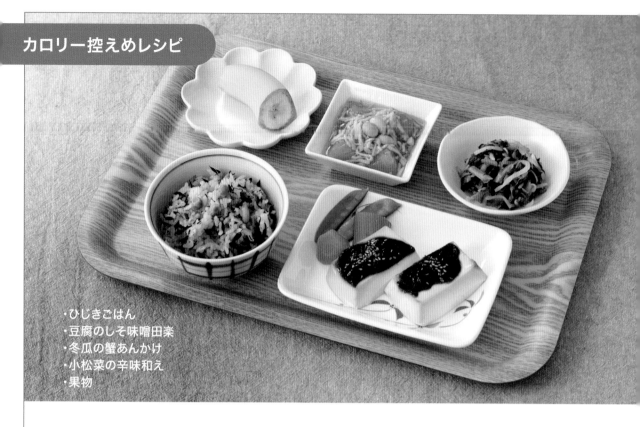

・ひじきごはん
・豆腐のしそ味噌田楽
・冬瓜の蟹あんかけ
・小松菜の辛味和え
・果物

豆腐のしそ味噌田楽

材料［4人分］

絹ごし豆腐(固め)
・・・・・・・・・・1丁(450g)
大葉 ・・・・・・・・・・・ 4枚

A ┌赤みそ・・・・・・・・大さじ1
　├みりん ・・・・・・小さじ2弱
　└上白糖 ・・・・・大さじ1弱

白ごま ・・・・・・・・・・・ 適量

1 豆腐を8等分に切り、水気を切る。大葉は千切りにする。

2 Aを鍋に入れ火にかける。上白糖が溶けたら火を消し、大葉を混ぜる。

3 豆腐の上に2をのせ、オーブントースターで焦げ目がつくまで焼く。

4 焼きあがったら、
白ごまをふりかける。

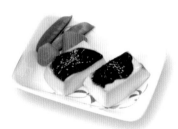

エネルギー	563kcal	糖質	97.6g
たんぱく質	20.1g	食物繊維	6.4g
脂質	10g	塩分	3.1g

エネルギー
食物繊維 たんぱく質
糖質 脂質

ワンポイントアドバイス

みそは白みそにして
ゆずの皮や黒ごまをのせても
合います。

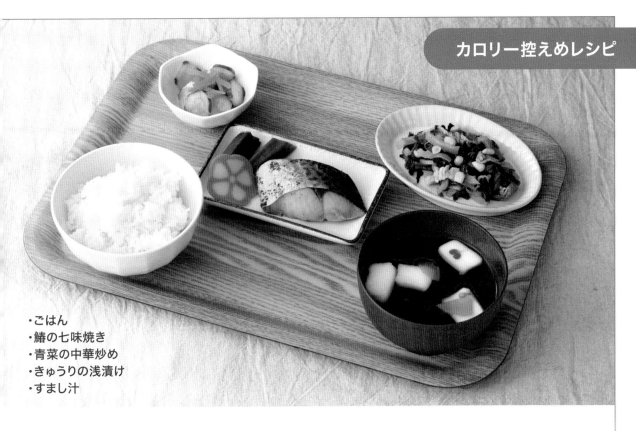

- ごはん
- 鰆の七味焼き
- 青菜の中華炒め
- きゅうりの浅漬け
- すまし汁

鰆の七味焼き

材料 [4人分]

鰆 ‥‥‥‥ 70g×4切れ

七味 ‥‥‥‥‥‥‥ 適量

┌ おろししょうが(チューブ)‥ 2cm
A 酒 ‥‥‥‥ 小さじ1弱
└ 醤油 ‥‥‥‥ 大さじ1弱

1 Aで、魚に下味をつける。

2 1を魚焼きグリルに並べて七味をふりかけて焼く。

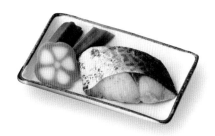

エネルギー	610kcal	糖質	76.5g
たんぱく質	27.5g	食物繊維	4.1g
脂質	19.9g	塩分	3.1g

エネルギー
食物繊維　　　　　たんぱく質
糖質　　　　　脂質

ワンポイントアドバイス

春はサワラ、夏はアユ、
秋はサンマ、冬はブリ。
季節の魚をご利用ください。

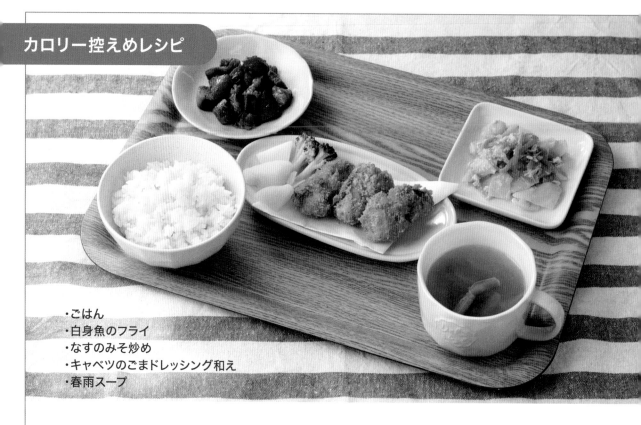

・ごはん
・白身魚のフライ
・なすのみそ炒め
・キャベツのごまドレッシング和え
・春雨スープ

白身魚のフライ

材料 [4人分]

白身魚	75g×4切れ
小麦粉	大さじ2
卵	1個
パン粉	適量
揚げ油	適量

1 白身魚は1切れを3等分にする。

2 白身魚に小麦粉、溶き卵、パン粉の順に衣をつける。

3 180℃の油で揚げる。

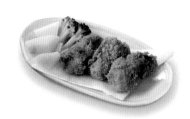

エネルギー	637kcal	糖質	91.9g
たんぱく質	27g	食物繊維	5.4g
脂質	16.6g	塩分	2.6g

エネルギー
食物繊維　　たんぱく質
糖質　　脂質

ワンポイントアドバイス

白身魚は
天ぷらや唐揚げでも
合います。

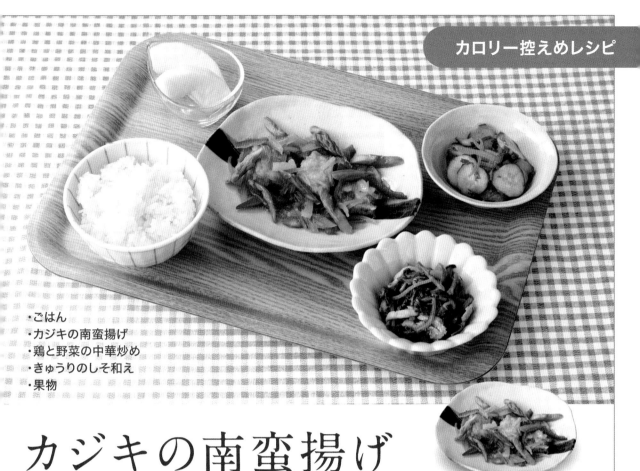

- ごはん
- カジキの南蛮揚げ
- 鶏と野菜の中華炒め
- きゅうりのしそ和え
- 果物

カジキの南蛮揚げ

材料 [4人分]

めかじき ‥‥ 80g×3切れ	玉ねぎ‥‥‥‥‥ 1個 パプリカ赤 ‥‥ 1/8個 アスパラガス ‥‥ 3本

```
  ┌ 酒 ‥ 大さじ2強
A │ 醤油 小さじ1強
  └ おろししょうが(チューブ)
        ‥‥‥‥ 2cm
```

```
  ┌ だし汁‥‥‥ 120ml
  │ 醤油‥大さじ1と1/2
B │ 酢 ‥‥‥ 大さじ1強
  └ 上白糖 ‥ 大さじ2弱
```

片栗粉 ‥‥‥ 適量

揚げ油 ‥‥‥ 適量

水溶き片栗粉 ‥‥ 適量

1 玉ねぎは薄切り、パプリカは千切り、アスパラガスは2cmの斜め切りにして下茹でしておく。

2 めかじきは1切れを4等分にして、Aで下味をつけ、片栗粉をまぶして180℃の油で揚げる。

3 Bを混ぜ、火にかけ、酢が飛びすぎない程度で火を止める。ここに1を加え、水溶き片栗粉でとろみをつける。

4 器にめかじきをのせて、3をかける。

エネルギー	592kcal	糖質	85.9g
たんぱく質	26.3g	食物繊維	5.3g
脂質	14.4g	塩分	2.5g

エネルギー

食物繊維　　たんぱく質

糖質　　脂質

ワンポイントアドバイス

酢を使用することで
減塩になります。

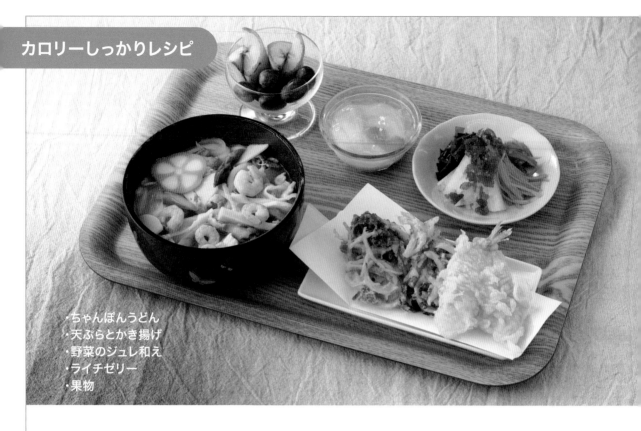

・ちゃんぽんうどん
・天ぷらとかき揚げ
・野菜のジュレ和え
・ライチゼリー
・果物

ちゃんぽんうどん

材料 [4人分]

豚肉細切れ ‥ 40g	水 ‥‥‥‥ 800ml
竹輪 ‥‥‥‥ 1本	牛乳 ‥‥‥‥ 80ml
むきえび ‥‥ 80g	白みそ ‥‥ 小さじ2
キャベツ ‥‥ 1/6玉	B 醤油 ‥‥‥‥ 小さじ2
ねぎ ‥‥‥‥ 1本	コンソメ顆粒 ‥ 小さじ2/3
にんじん ‥ 中1/4本	中華スープの素 ‥ 小さじ2/3
ゆでたけのこ ‥ 1/8個	酒 ‥‥‥‥ 大1/2
アスパラガス ‥ 1本	
油 ‥‥‥‥ 適量	冷凍うどん ‥‥‥‥ 4袋

A ┌ コンソメ顆粒 ‥ 小さじ1/3
  └ 塩 ‥‥‥‥‥ 小さじ1弱

1 竹輪は縦半分にして斜め切り、キャベツは3cmほどのざく切り、玉ねぎは縦半分にして薄切り、にんじんはいちょう切り、たけのこは拍子切り、アスパラガスは斜め切り、むきえびは茹でておく。

2 鍋に油を熱し、豚肉、竹輪、むきえび、野菜の順に炒め、Aで味つけする。

3 鍋にBを入れ加熱し、つゆを作る。

4 うどんを茹でる。

5 うどんを器に盛り2と3を入れる。

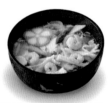

エネルギー	718kcal	糖質	111g
たんぱく質	28.1g	食物繊維	5.8g
脂質	18.4g	塩分	5.1g

エネルギー

食物繊維　　　　　　　　　　たんぱく質

糖質　　　　　　　脂質

ワンポイントアドバイス

牛乳をつゆに加えることで
無理なく塩分を
減らせます。

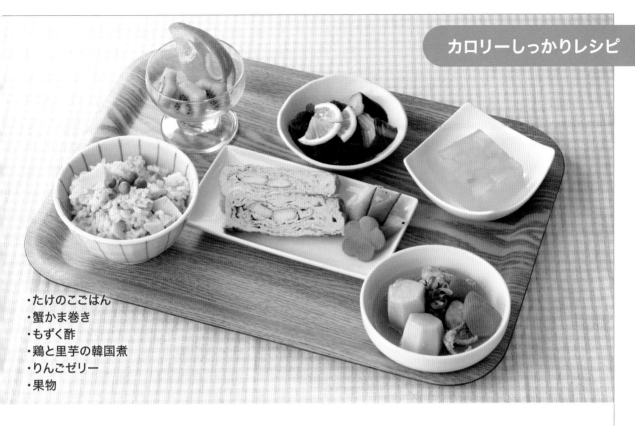

- たけのこごはん
- 蟹かま巻き
- もずく酢
- 鶏と里芋の韓国煮
- りんごゼリー
- 果物

鶏と里芋の韓国煮

材料 [4人分]

鶏もも肉‥20g×8切れ	酒 ‥‥‥ 大さじ3弱
	コチュジャン‥ 小さじ1強
A［ 塩 ‥‥‥ 小さじ1/6	白みそ‥ 大さじ3弱
コショウ ‥‥‥ 少々	上白糖‥ 小さじ1強
	B［ おろしにんにく(チューブ)
里芋 ‥‥‥‥8個	‥‥‥‥‥2cm
にんじん ‥‥‥ 1/2本	おろししょうが(チューブ)
あさつき ‥‥‥‥ 適量	‥‥‥‥‥2cm
ごま油 ‥‥‥‥‥ 適量	
だし汁 ‥‥‥‥ 200ml	

1 鶏もも肉はAで下味をつけておく。

2 里芋は一口大に切り、にんじんは乱切り、あさつきは小口切りにしておく。

3 鍋にごま油を入れ、鶏もも肉を炒める。だし汁とB、里芋とにんじんを加えて煮る。

4 煮えたら器に盛り、あさつきをそえる。

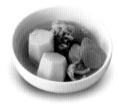

エネルギー	796kcal	糖質	112.9g
たんぱく質	30.6g	食物繊維	7.1g
脂質	22.2g	塩分	3.7g

エネルギー / たんぱく質 / 脂質 / 糖質 / 食物繊維

ワンポイントアドバイス

たけのこごはんは、
夏はとうもろこし、秋は栗、
冬は里芋にかえて、
季節の味を楽しんでください。

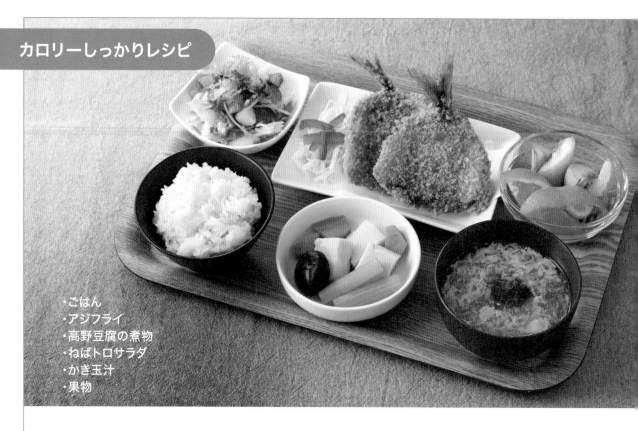

・ごはん
・アジフライ
・高野豆腐の煮物
・ねばトロサラダ
・かき玉汁
・果物

ねばトロサラダ

材料 [4人分]

長芋 ‥‥‥‥‥	1/8本
レタス ‥‥‥‥‥	1枚
水菜 ‥‥‥‥‥	1/2株
トマト ‥‥‥‥‥	1/2個
おくら ‥‥‥‥‥	4本
和風醤油ドレッシング	
‥‥‥‥‥‥	大さじ2
花かつお‥‥‥‥‥	適量

1 長芋は皮をむき、さいの目切りする。レタスはザク切り、水菜は2cmに切り、トマトはサイコロ切りにする。おくらは茹でて、1cm幅に切る。

2 1を和風醤油ドレッシング、花かつおで和える。

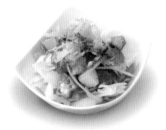

エネルギー	670kcal	糖質	98.9g
たんぱく質	32.5g	食物繊維	5.4g
脂質	15.3g	塩分	2.7g

エネルギー
食物繊維 ／ たんぱく質
糖質 ／ 脂質

ワンポイントアドバイス

ねばねば成分は血糖値やコレステロールの上昇を抑えてくれます。

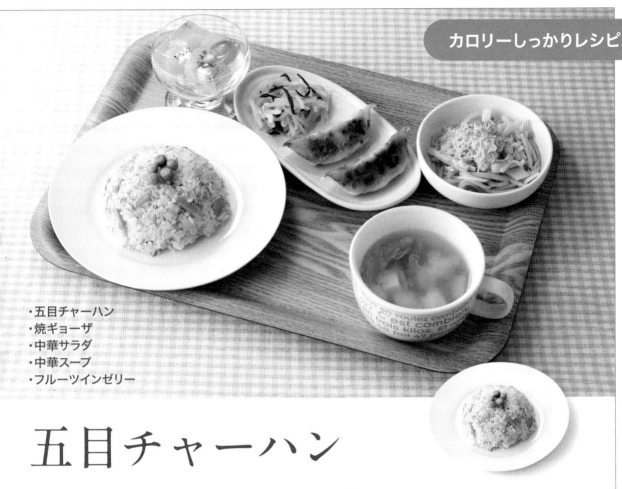

- 五目チャーハン
- 焼ギョーザ
- 中華サラダ
- 中華スープ
- フルーツインゼリー

五目チャーハン

材料 [4人分]

ごはん‥米2合分	コンソメ顆粒‥小さじ1/3
ハム‥‥‥3枚	中華だし‥小さじ1/3
長ねぎ‥1/3本	A 塩‥‥‥小さじ1/2
生椎茸‥‥2個	コショウ‥‥少々
グリンピース(冷凍)	
‥‥‥適量	醤油‥‥‥小さじ1/3
卵‥‥‥2個	オイスターソース
油‥‥‥適量	‥‥‥小さじ1弱

1　ハムは短冊切り、長ねぎと生椎茸はみじん切り、グリンピースは下茹でする。

2　フライパンに油を熱し、炒り卵を作り、皿に移す。

3　ハム、長ねぎ、生椎茸を炒め、ごはんと2の炒り卵を加えさらに炒める。

4　Aで味を整える。最後に鍋肌に醤油とオイスターソースを加え炒める。

5　グリンピースをかざる。

エネルギー	671kcal	糖質	108.7g
たんぱく質	20.5g	食物繊維	4.8g
脂質	16.4g	塩分	4g

エネルギー

食物繊維　　　　　たんぱく質

糖質　　　　　脂質

ワンポイントアドバイス

チャーハンの具は
冷蔵庫の残りものでOK。
干しエビ、キムチ、高菜漬けも
おすすめです。

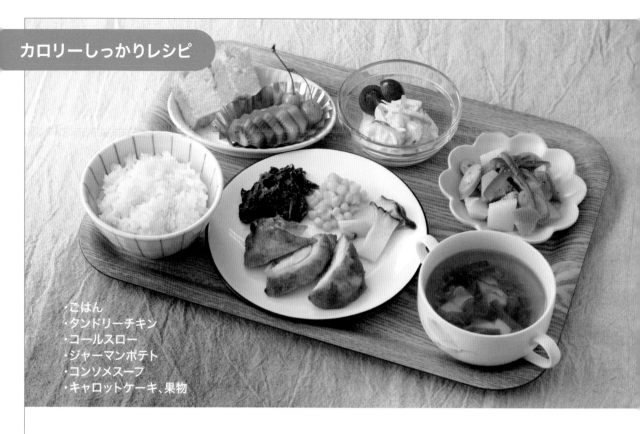

・ごはん
・タンドリーチキン
・コールスロー
・ジャーマンポテト
・コンソメスープ
・キャロットケーキ、果物

タンドリーチキン

材料 [4人分]

鶏もも肉 ・・・・・ 80g×4枚

A
- ヨーグルト ・・・・ 大さじ3
- ケチャップ ・・・・ 大さじ1
- カレー粉 ・・・ 大さじ2/3
- レモン果汁 ・・・ 小さじ1
- コンソメ顆粒 ・・ 小さじ1/2
- 塩 ・・・・・・・ 小さじ1/3

油 ・・・・・・・・・・・・・適量

1 Aを混ぜあわせておく。

2 鶏もも肉を1に30分ほど漬け込む。

3 フライパンに油を熱し、中火で皮面から焼く。

4 ひっくり返し、蓋をして弱火で蒸し焼きにする。

5 焼きあがったら、1枚を3切れに
そぎ切りし盛り付ける。

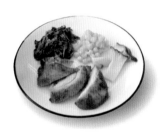

エネルギー	843kcal	糖質	109.3g
たんぱく質	30.7g	食物繊維	6.9g
脂質	29.8g	塩分	3.8g

エネルギー

食物繊維 / たんぱく質

糖質 / 脂質

ワンポイントアドバイス

カレー粉を使用することで
塩分を減らせます。

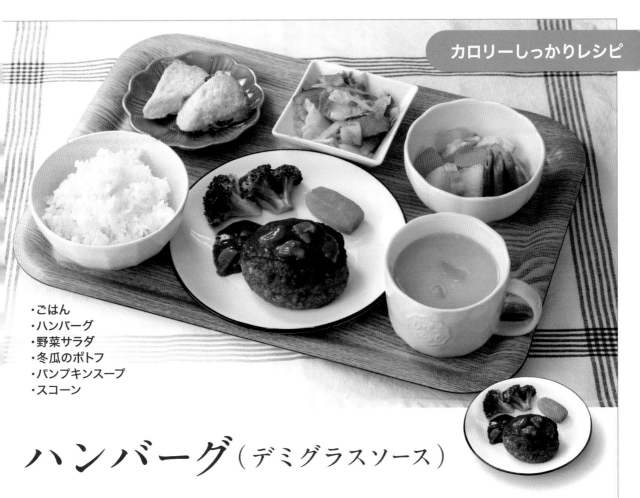

・ごはん
・ハンバーグ
・野菜サラダ
・冬瓜のポトフ
・パンプキンスープ
・スコーン

ハンバーグ（デミグラスソース）

材料［4人分］

合いびき肉
　‥‥‥ 240g
パン粉‥大さじ4
牛乳‥ 20ml
塩 ‥‥‥ 少々
コショウ ‥少々
ナツメグ ‥少々

玉ねぎ‥‥‥ 1個
油 ‥‥‥‥適量

〈デミグラスソース〉
水 ‥‥‥‥ 400ml
ケチャップ ‥ 大さじ2
ビーフシチューの素
A ‥‥‥‥ 大さじ8
コンソメ顆粒‥ 小さじ1強
マッシュルームスライス（水煮）
　‥‥‥‥ 20g

1 玉ねぎはみじん切りにして、フライパンに油を熱し炒め、冷ましておく。

2 ボールに合いびき肉を入れ、パン粉、牛乳、塩、コショウ、ナツメグを加えてよく練り混ぜる。

3 2に1を入れ、全体をかき混ぜるようにしながら、更にしっかりと練り混ぜる。

4 3を4等分に分けて、成型する。

5 フライパンに油を熱し、4を並べて両面を焼く。

6 鍋にAを入れて煮る。

7 ハンバーグの上に6をかける。

エネルギー	879kcal	糖質	119.4g
たんぱく質	27.6g	食物繊維	7.1g
脂質	27.6g	塩分	4.6g

エネルギー
たんぱく質
脂質
糖質
食物繊維

ワンポイントアドバイス

パンプキンスープはみそ汁に変更してもOK。

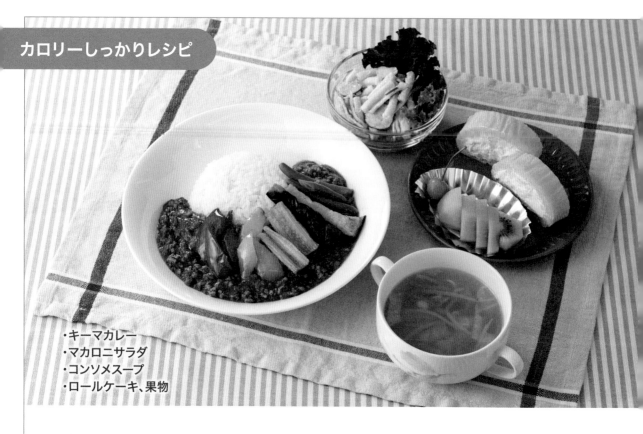

・キーマカレー
・マカロニサラダ
・コンソメスープ
・ロールケーキ、果物

キーマカレー

材料 [4人分]

ごはん‥‥‥‥米2合分	水‥‥‥‥‥‥160ml
	市販のカレールー
豚ミンチ‥‥‥300g	‥‥‥‥大さじ2と1/2
玉ねぎ‥‥‥‥大1個	ケチャップ‥‥大さじ4
にんじん‥‥中1/2本	B コンソメ顆粒‥‥小さじ2
A カレー粉‥大さじ1強	ウスターソース‥小さじ2/3
ナツメグ‥‥‥‥適量	塩‥‥‥‥‥‥‥少々
おろしにんにく(チューブ)	コショウ‥‥‥‥少々
‥‥‥‥‥‥‥1cm	インスタントコーヒー‥少々
油‥‥‥‥‥‥‥適量	※添えの野菜はお好みで

1 玉ねぎ、にんじんはみじん切りにする。

2 フライパンに油を熱し、Aを炒める。

3 Bを加えて水がなくなるまで煮込む。

4 添えの野菜は、素揚げして塩を軽くふる。皿にごはんを盛り、3をかける。

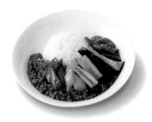

エネルギー	934kcal	糖質	120.4g
たんぱく質	30.1g	食物繊維	6.6g
脂質	34.9g	塩分	4.2g

エネルギー
食物繊維
たんぱく質
糖質
脂質

ワンポイントアドバイス

マカロニサラダのマカロニは
春雨、ポテト、かぼちゃに
かえてもOK。

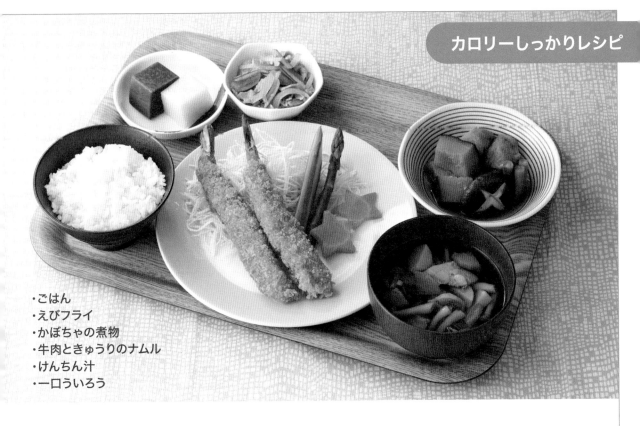

・ごはん
・えびフライ
・かぼちゃの煮物
・牛肉ときゅうりのナムル
・けんちん汁
・一口ういろう

牛肉ときゅうりのナムル

材料 [4人分]

牛肉細切れ ･･･････80g
きゅうり ･･････････ 2本
塩 ･･･････････････ 少々
玉ねぎ･･･････ 中1/2個

ごま油 ･･････････ 適量
酒 ･････････ 大さじ1強
上白糖･･････ 小さじ1強
醤油 ･･････････ 小さじ2

白ごま ･･････････ 適量

1　きゅうりは8mmの斜め切りにし、縦に千切りにし、ボールに入れ塩を少量ふり10〜15分程度つけたら水洗いをし、水気を絞る。玉ねぎは縦に薄切りにする。

2　フライパンにごま油を熱し、強火で牛肉細切れを炒め、肉の色が変わったら酒を入れる。上白糖、醤油の順に入れ炒め、汁気を飛ばしたら、玉ねぎを入れ全体にからませる。火を消し、きゅうりを合わせる。

3　器に盛り、
上から白ごまをふる。

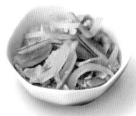

エネルギー	904kcal	糖質	124.7g
たんぱく質	34.3g	食物繊維	7g
脂質	27.7g	塩分	3g

エネルギー
食物繊維　　たんぱく質
糖質　　脂質

ワンポイントアドバイス

牛肉のナムルは
甘辛でごはんがすすみます。

専門性の高い多職種による
糖尿病治療を実践

当院は昭和46年に糖尿病専門外来を開設しました。そして昭和62年より糖尿病センターとして新たなスタートを切り、病診連携を重視しながら、糖尿病の診断・治療・合併症管理・教育指導を行っています。また以前、糖尿病学において著名な堀田饒名古屋大学名誉教授（元国際糖尿病連合副会長）が病院長（現名誉院長）を務められました。

現在は、糖尿病サポートチーム（以下、DST）により単に血糖管理を行うだけでなく、患者さんとの対話を重視し、個々の患者さんに寄り添う治療を目指しています。

当院のDSTの特徴は、各職種の高い専門性です。チームを構成する糖尿病専門医、糖尿病認定看護師、管理栄養士、薬剤師、理学療法士、検査技師は、そのほとんどが日本糖尿病療養指導士の資格を有しています。糖尿病の深い知識と技術、豊富な経験を持ったスタッフが、それぞれの高い専門性を活かして患者さんをサポートしています。

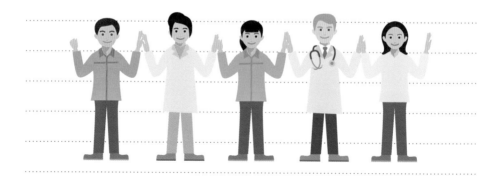

充実した教材とプログラムで
実施される糖尿病教室

糖尿病教室は、集団指導の一週間コースです。

DSTで作ったオリジナルテキストを使用し、平日毎日15時から1時間お話ししています。その上で、入院患者さんに対し個別にスタッフが指導を行い、知識・理解度を確認しています。

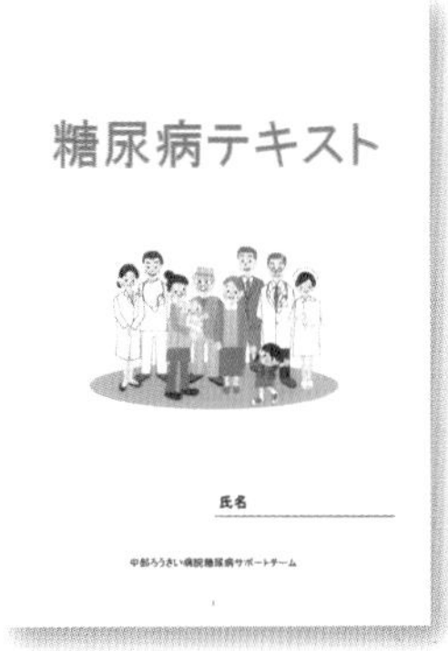

さらに国際糖尿病連合と日本糖尿病協会が推奨する糖尿病の新しい学習教材カンバセーションマップ™※も使用しています。カンバセーションマップ™は、糖尿病に関する様々なことが描かれた一枚の地図のような絵になっています。これを活用しながら4〜6名の患者さん同士で話し合い、認定を受けた進行役のスタッフがサポートします。その中で患者さんは新たな気付きとともに学びを深めていきます。

糖尿病テキスト

氏名

中部ろうさい病院糖尿病サポートチーム

▲糖尿病教室で使用しているテキスト

※カンバセーションマップ™
すごろくのような「会話のための地図」を使いながら患者さん同士のグループでの対話を通して、患者さんの治療意欲を高めることを目的とした、世界共通に使用されている新しい糖尿病の勉強ツールです。

【一週間コースのスケジュール】

曜日	内　容	講　師
月	・糖尿病とは ・糖尿病のくすり	医師 薬剤師
火	・合併症について	医師
水	食事療法について① ・血糖コントロールをよくする食事について	管理栄養士
木	食事療法について② ・減塩食に慣れよう　・外食の上手なとり方 ・歯周病について	管理栄養士 歯科衛生士
金	・日常生活について ・運動療法について	看護師 理学療法士

減量治療の取り組み
「置き換えダイエット（マイクロダイエット）」

当院は日本肥満学会認定肥満症専門病院でもあり、超低カロリー食や必要に応じて各種新規の抗肥満薬を用い、肥満症の患者さんの減量治療も行っています。減量が必要な患者さんに対して、日本肥満学会から推奨されている「マイクロダイエット」をおすすめしています。

「マイクロダイエット」治療とは、1日3食のうち1〜2食を、通常食の代わりに低カロリーながらも必要な栄養を含んだ粉末を水に溶いたものに置き換える食事療法です。栄養のバランスを崩さずに、カロリー制限することで、無理のない減量を目指します。

【1日1食実行の場合】

おすすめ順	朝	昼	夕
1位	FOOD	FOOD	MD
2位	FOOD	MD	FOOD
3位	MD	FOOD	FOOD

MD…マイクロダイエット　FOOD…通常食

置き換えダイエットの効果

夕食を1,000kcal位食べていた人が、マイクロダイエット（約180kcal）に置き換えると、約820kcal減らすことができます。

注意：家庭でのマイクロダイエットのご使用は1日2食までとしてください。

新しい
糖尿病治療の
取り組み

糖尿病患者さんを支えるための
先進的取り組み

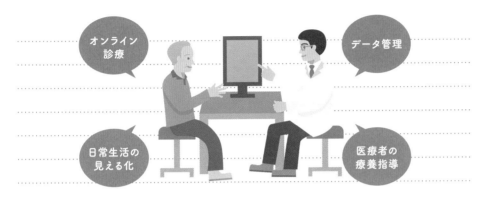

オンライン
診療

データ管理

日常生活の
見える化

医療者の
療養指導

糖尿病は、治療を継続しながら日常の健康管理を行うことが大切です。そのために
当院では、コロナ禍を背景に2018年からは糖尿病で症状の安定している一部の患者
さんを対象に、オンライン診療を開始しました。これは総務省のオンライン診療実証
事業の一環であり、試験的なものですが、患者さんに対してアンケート調査を行った
ところ、82.6%（2018年〜2019年実績）の方が「満足している」と回答されています。
また、患者さんの生活習慣に対する意識の向上とより良い療養指導を目指して、2019年
秋より、個人健康記録（PHR：Personal Health Record）アプリの「シンクヘルス®」※を
導入し、診療に活用しています。これは患者さんがご自身のスマートフォンにアプリを
ダウンロードし、日々の食事内容や時間、測定した体重、血圧、血糖値などを記録すると
いうものです。歩数などは自動入力され、日常の多くのデータが記録できます。患者
さんが入力した日々の健康データを医療者がリアルタイム、あるいはオンライン診断時に
参照して、必要に応じてアドバイスします。日々の生活の
「見える化」は、患者さん自身が生活習慣を振り返ったり、
医療者が療養指導を行うときに大変役立ちます。
こうしたデジタル技術も活用して途切れることなく、
より質の高い診療を行っていきたいと考えています。

※資料提供：H2株式会社

日々の生活の「見える化」！

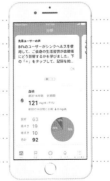

「シンクヘルス®」アプリは左の
QRコードよりダウンロード可能です。

日常に取り入れたい
＜運動療法＞

3つの運動で効果的に！楽しく！

| 有酸素運動※ | 筋力運動 | 柔軟運動 |

※ウォーキング、
　ジョギング、水泳、自転車など

運動によって得られる高い効果

❶糖代謝の改善

　・血糖値を下げる急性効果　・1〜2日間、血糖値を低く保つ持続効果

　・インスリンの働きを改善する慢性効果

❷肥満の予防・改善（余分なエネルギーを消費）

❸血中脂質の正常化

❹降圧作用

❺動脈硬化の予防（血液循環の改善）

❻生活の質の向上（体力を高める、筋肉を増やし転倒予防、気分転換やストレスの解消）

有酸素運動を行うときのポイント

＜運動強度＞　自分が最大で行える強さの40〜60％程度

　　　　　　　（息切れや動悸などを起こさず、心臓が少しドキドキするくらい）

＜継続時間＞　1回につき10〜60分程度（10分でも可）

＜実施頻度＞　理想は毎日。週3〜5回（一日おき程度で定期的に）でも可。

　　　　　　　筋力トレーニングは週2回を目標に

＜時　間　帯＞　血糖値が高くなる食後1時間〜1時間半。

　　　　　　　まとまった時間が取れない場合は、通勤や買い物時間などを利用

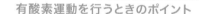

| お役立ちグッズ | 歩数計などを使って自分の運動量をチェックしながら、日常生活に運動を取り入れることがポイント。運動は続けることが大切です。自分のペースで無理なく楽しく継続しましょう。 |

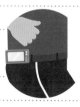

病院管理栄養士の取り組み

病院管理栄養士(5名)は、「栄養を介して治療に貢献する~患者さんを大切に~」を理念にかかげ、12のチーム医療に参画しています。

1	DST(糖尿病サポートチーム)	糖尿病患者の支援
2	糖尿病透析予防チーム	透析導入を予防する支援
3	腎臓病チーム	腎臓病患者の支援
4	褥瘡チーム	床ずれを治し、予防する支援
5	摂食嚥下(えんげ)チーム	噛む、飲み込む力を評価し適切な栄養方法や食事形態を提供し、摂食嚥下機能回復を支援
6	NST(栄養サポートチーム)	栄養状態に問題のある患者さんに適切な栄養療法を選択実施することを支援
7	両立支援チーム	治療と仕事を両立している患者さんを支援
8	心臓リハビリチーム	心筋梗塞・心不全再発予防支援
9	がん患者会	がん患者さんを多方面から支援
10	症状緩和サポートチーム	症状緩和と生活の質を上げる支援
11	入院支援チーム	入院前から患者・家族が安心してスムーズな入院・退院ができるための支援
12	ICU早期栄養管理チーム	救命・重症患者・術後患者さんに適切な栄養療法を選択実施することを支援

どのチームの支援も患者さんが食事をしっかり食べられること、または適正な栄養量を充足することを大切にしています。食欲がなく栄養状態が低下した患者さんには、管理栄養士がベッドサイドまでお話を伺いにいき、食べられない原因と食べられるものをお聞きしながらメニューを調整し、必要であれば、栄養剤や栄養ゼリーも追加します。口から食べられない病態の患者さんには、チューブを使用して、胃や腸、静脈から栄養をとっていただきます。

「栄養の力」で一日も早く良くなって自宅に帰っていただくために。

「おいしい！」といわれる健康レシピ

実際に当院で病院食を食べた患者さんからのコメントです。皆さん、新しい発見があったようです。

野菜も調理の仕方で
おいしく沢山
食べられると思った。

今まで自分の食事が
かなり偏っていたことに
気づかされました。

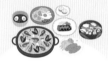

日頃は
注意しているつもりですが、
長年におよぶと慣れが生じて
少しずつ量なども多くなり、
あらためて十分気を
つけるよう心がけます。

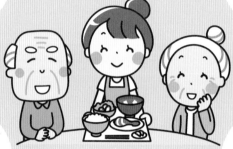

カロリーも
考えられていて安心して
食べられました。
美味しかったです。

残りの人生をカロリー、
塩分に留意して
過ごしたいと思いました。

カロリーを考えれば
少しはデザートも
食べることができると
分かりました。

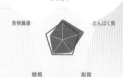

＜巻末のひとこと＞

好きなものを好きなだけ食べるのは、楽しくて、楽かもしれません。しかし、健康長寿でいられるためには、バランス良く自分に合った量を食べることも大切です。
この本を手にして下さった皆様が、いつまでもおいしく食べて笑顔でいられますように。

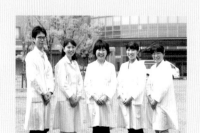

病院管理栄養士

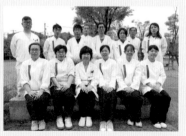

病院調理師と日本ゼネラルフードの皆さん

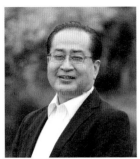

中島英太郎

中部ろうさい病院　糖尿病・内分泌内科 部長、栄養管理部 部長
- 日本内科学会認定医・研修指導医
- 日本糖尿病学会評議員・指導医
- 日本肥満学会肥満症専門医・指導医
- 日本静脈経腸栄養学会認定医
- 日本動脈硬化学会評議員・指導医
- 日本糖尿病協会就労者支援委員会委員長・
  カンバセーションマップExpert Trainer·Director
- 日本糖尿病合併症学会評議員

座右の銘／「名医は未病を治す」

関口まゆみ

中部ろうさい病院　栄養管理部 室長
- 糖尿病療養指導士
- ＴＮＴ-Ｄ（静脈経腸栄養）管理栄養士
- ＮＳＴ専門療法士

モットー／「栄養の力」は、患者さんを幸せにする

協力	日本ゼネラルフード株式会社 （献立作成：松冨管理栄養士）
撮影	(株)スタジオ・ホープ　板倉周平（表紙、P7～P35） 加藤亜季代（P3、P37～P54、P61～P62）
調理・スタイリング	(有)フードオフィスタブリエ　後藤かをり　山本悦子
デザイン	(株)イチマルイチ

中部ろうさい病院オリジナル

いつまでもおいしく食べたい
健 康 レ シ ピ

2022年6月17日　初版第1刷発行
2022年9月15日　　　第2刷発行

監修	中部ろうさい病院
編集・発行	〒451-0044　名古屋市西区菊井二丁目25番18号 TEL　052-571-5559 株式会社ライフメディコム
発売	株式会社三恵社

アンケートのご協力をお願いします。
下記QRコードよりアクセスして、アンケート画面にてご回答ください。

▲一般の方はコチラ　　▲医療従事者の方はコチラ